W0261072

Schriftenreihe Neurologie
Neurology Series

22

Rolf W. Seiler

Die undifferenzierten Astrozytome des Großhirns

Eine Übersicht der aktuellen Therapiemöglichkeiten

Mit Beiträgen von
Richard A. Greiner (Radiotherapie) und
Arthur Zimmermann (Pathologie)

Mit 13 Abbildungen

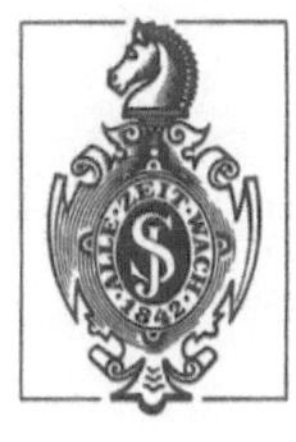

Springer-Verlag
Berlin Heidelberg New York 1982

Oberarzt PD Dr. med. ROLF W. SEILER
Neurochirurgische Universitätsklinik Inselspital
CH-3010 Bern

CIP-Kurztitelaufnahme der Deutschen Bibliothek
Seiler, Rolf W.:
Die undifferenzierten Astrozytome des Grosshirns :
e. Übersicht d. aktuellen Therapiemöglichkeiten /
Rolf W. Seiler. Mit Beitr. von Richard A. Greiner
(Radiotherapie) u. Arthur Zimmermann (Pathologie).
– Berlin ; Heidelberg ; New York : Springer, 1982.
(Schriftenreihe Neurologie ; 22)

ISBN-13: 978-3-642-68506-4 e-ISBN-13: 978-3-642-68505-7

DOI: 10.1007/978-3-642-68505-7

Softcover reprint of the hardcover 1st edition 1982

2125/3130-543210

Vorwort

Mit dem Sammelbegriff „undifferenzierte Astrozytome des Großhirns" haben wir die supratentoriellen Astrozytome Grad III und IV nach Kernohan bezeichnet, die in der englischen Literatur als "high-grade supratentorial astrocytomas" zusammengefaßt werden. Wir haben diese Bezeichnung gewählt, weil die Begriffe Glioblastom, malignes Astrozytom oder anaplastisches Astrozytom im deutschen Sprachgebrauch je nach verwendeter Nomenklatur eine spezifischere Bedeutung haben können.

Die Erfolge mit randomisierten Studien und mit multimodaler Therapie bei anderen Malignomen und die Einführung der Nitrosoharnstoffe in die Behandlung der Gliome anfangs der 70er Jahre haben das Interesse für die Therapie der undifferenzierten Astrozytome wieder verstärkt, was in verschiedenen größeren Studien und einer vermehrten Anzahl von Publikationen auf diesem Gebiet zum Ausdruck kam. Obwohl der therapeutische Fortschritt leider nur bescheiden war, ist dadurch doch viel neues oder besser belegtes Wissen gewonnen worden. Es schien uns deshalb von allgemeinem Interesse, diese neueren Erkenntnisse über die undifferenzierten Astrozytome des Großhirns in einer größeren Übersichtsarbeit zusammenzustellen.

Herzlich danken möchte ich Herrn Prof. H. Krayenbühl, dem ich die initialen Impulse für diese Studien verdanke, und Herrn Prof. H. Markwalder für die großzügige Förderung dieser Arbeit. Zu besonderem Dank verpflichtet bin ich auch Herrn Dr. W. Berchthold für die statistische Auswertung der Ergebnisse und Frau B. Rolli für die Ausführung der Sekretariatsarbeiten.

Bern, im März 1982 — Rolf Seiler

Inhaltsverzeichnis

Abkürzungsverzeichnis

BCNU	1,3-Bis(2-chloroethyl)-1-nitrosourea
BLM	Bleomycin
BTSG	Brain Tumor Study Group (USA)
CCNU	1-(2-Chloroethyl)-3-cyclohexylnitrosourea
CT	Computertomographie
CTh	Chemotherapie
EORTC	European Organisation for Research and Treatment of Cancer
5-FU	5-Fluorouracil
MeCCNU	Methyl-CCNU
MTX	Methotrexat
PCB	Procarbazin
RTh	Radiotherapie
VCR	Vincristin
VM 26	Epipodophyllotoxinderivat VM 26
ZNS	Zentrales Nervensystem

I. Einleitung

Pro Jahr erkranken rund 10 Personen pro 100 000 Einwohner an einem intrakraniellen Tumor, wobei Männer etwas mehr betroffen werden als Frauen (2). Die Altersverteilung ist biphasisch mit einem Häufigkeitsmaximum zwischen 6 und 9 Jahren und einem zweiten Gipfel zwischen 40 und 60 Jahren. Im Kindesalter treten vor allem Medulloblastome, Kleinhirnastrozytome and Ependymome auf, während im Erwachsenenalter die undifferenzierten Astrozytome des Großhirns und die Meningeome überwiegen. Die undifferenzierten Astrozytome werden je nach Entdifferenzierungsgrad und verwendeter Nomenklatur als maligne Astrozytome und Glioblastoma multiforme oder Astrozytom Grad III und IV nach Kernohan bezeichnet, resp. in der englischen Literatur als "high-grade supratentorial astrocytomas". In einer Serie von 17 580 primären und sekundären Hirntumoren fanden Walker u. Gehan (7) 23% undifferenzierte Astrozytome. Zusammen mit den Übergangs- und Mischformen machen diese Tumoren rund 1/4 aller Geschwülste aus und sind damit die häufigsten intrakraniellen Tumoren im Erwachsenenalter. Verglichen mit anderen Malignomen, wie dem Lungenkarzinom oder Mammakarzinom, sind diese Tumoren, die den eigentlichen Hirnkrebs darstellen, selten. Sie treten jedoch etwas häufiger auf als der Morbus Hodgkin und halb so oft wie die Leukämien (1, 7). Während man beispielsweise bei diesen beiden Krankheiten durch die Kombination der verschiedenen Behandlungsmodalitäten in den letzten Jahren große Fortschritte erzielt hat, ist die Therapie der undifferenzierten Astrozytome immer noch unbefriedigend, obwohl sie lokalisiert wachsen und Fernmetastasen äußerst selten sind. Unbehandelt führen diese hochmalignen Tumoren bei der Mehrzahl der Patienten innerhalb von Wochen oder wenigen Monaten durch Hirndrucksteigerung und Atmungslähmung zum Tode (3). Als Behandlungsmodalitäten stehen uns die operative Resektion, die Hormontherapie mit Kortikosteroiden, die Radiotherapie und die Chemotherapie zur Verfügung, welche allein oder in Kombination leider nur einen kurzfristigen palliativen Effekt haben (6) und nur in seltenen Ausnahmefällen kurativ sind (4, 5). Ein Therapieplan sollte dieser Tatsache Rechnung tragen. Wenn schon eine Heilung nicht möglich ist, müssen die vorhandenen Mittel so eingesetzt werden, daß mit den geringsten Risiken und Nebenwirkungen die bestmögliche Palliation erreicht wird. Gerade bei Hirntumoren entspricht diese nicht unbedingt der Länge der Überlebenszeit, sondern dem funktionellen Zustand des Überlebens. Eine Lebensverlängerung, die mit einer postoperativen Hemiplegie oder postaktinischen Enzephalopathie erkauft ist, ist für den Patienten von fraglichem Wert. Um eine Tumorbehandlung optimal planen zu können, sollten drei Voraussetzungen erfüllt sein, vor allem wenn es sich um eine multimodale Therapie handelt:

1. Sichere prognostische Faktoren sollten bekannt sein, um die günstigeren Fälle zu selektionieren und den schlechteren nutzlose Behandlungen zu ersparen.
2. Die Wirksamkeit und die damit verbundenen Nebenwirkungen der vorhandenen Mittel sollten genau bekannt sein, damit die Vorteile gegen die Risiken einer Behandlung genau abgewogen werden können.
3. Die additiven oder potenzierenden Wirkungen resp. Nebenwirkungen der verschiedenen Mittel sollten genau bekannt sein, damit sie in einer optimalen Kombination und zeitlichen Staffelung angewendet werden können.

Für die rationale Therapieplanung eines undifferenzierten Astrozytoms sind verschiedene dieser obengenannten Voraussetzungen noch kontrovers oder schlecht dokumentiert. Wir haben deshalb versucht, diese Fragen durch retrospektive Analysen und prospektive Studien von eigenen Fällen und einem Vergleich mit der wichtigsten neueren Literatur zu beantworten.

II. Pathologie

1. Mikroskopisches Bild und Typisierung

Als Astrozytome bezeichnet man Gliome, die sich überwiegend aus Zellelementen aufbauen, die Astrozyten und/oder ihren morphologisch faßbaren Vorläufern (Gliavorläuferzellen, glial precursors) entsprechen. Unter Verwendung von Befunden der Zell- und Organkultur (36, 40) sowie Einsatz immunhistochemischer Methoden kann der Zelltyp, von welchem sich im Einzelfall ein Astrozytom hergeleitet hat, in gewissen Fällen identifiziert werden. Die Bezeichnung dieser Gliome richtet sich indessen nach wie vor nach der bei der histologischen Untersuchung vorgefundenen Hauptpopulation von Zellen. Das lichtmikroskopische Bild der Astrozytome erlaubt in vielen Fällen, eine Unterteilung der vorliegenden neoplastischen Zellen in protoplasmatische oder fibrilläre Astrozyten vorzunehmen, wenn auch der letztgenannte Zelltyp in der Häufigkeit überwiegt. Beide Typen von Astrozyten enthalten in wechselnder Menge Gliafasern. Basierend auf dem Vorliegen dieser zwei Zellgruppen, die sich auch elektronenmikroskopisch auseinanderhalten lassen (32), wurde verschiedentlich versucht, Astrozytome in mehrere Klassen oder Untergruppen zu unterteilen. Einige der am häufigsten gebrauchten Klassifikationen sind in der Tabelle 1 zusammengestellt. Wie aus den verwendeten Begriffen hervorgeht, handelt es sich um Gruppierungen mit deskriptivem Charakter. Man erkennt ferner, daß neben Bezugnahme auf eine identifizierbare Leitzelle auch das Wachstumsmuster (z.B. umschrieben oder diffus) und der Differenzierungsgrad berücksichtigt werden. Unter Pilozyten („piloide" Gliozyten) versteht man übrigens Astrozyten, deren Zellfortsätze haarartig ausgezogen erscheinen. Dieser Zelltyp wird z.B. auch in Zonen sog. isomorpher Gliose beobachtet. Gemistozyten („gemästete" Gliazellen) sind Astrozyten oder diesen nahe verwandte Zellen, die sich durch reichliches und eosinophiles Zytoplasma und einen in der Regl exzentrisch gelagerten Kern auszeichnen. Es sei betont, daß die Zuordnung eines Astrozytoms zu einer dieser Gruppen oder Klassen sich nach dem vorherrschenden Zelltyp richtet, da bei der Mehrzahl der daraufhin untersuchten Gliome heterogene zelluläre Zusammensetzungen vorliegen dürften. Intermediäre Zellpopulationen machen es mitunter schwierig, eine zuverlässige Klassifikation vorzuneh-

Tabelle 1. Klassifikation der Astrozytome

Baily u. Cushing (3)	Elvidge et al. (13)	Zülch (48)	Russell u. Rubinstein (37)
Astrozytom	Astrozytom	Astrozytom	Astrozytom
a) protoplasmatisch b) fibrillär	a) diffus b) pilozytär c) gemistozytär	a) fibrillär b) protoplasmatisch c) gigantozellulär	a) protoplasmatisch b) fibrillär c) pilozytär d) gemistozytär e) anaplastisch
Glioblastoma multiforme		Astroblastom	
		Malignes Astrozytom	
		Glioblastom a) globuliform b) fusiform c) multiform	

men. Da sich jedoch die klinische Beurteilung eines Einzelfalles zunehmend auch nach den Resultaten der Gradierung (s. unten) orientiert, muß das Unvermögen, in jedem Fall eine genaue Typisierung vornehmen zu können, nicht nachteilig sein. In der Folge werden die wichtigsten histologischen Eigenschaften verschiedener Typen von Astrozytomen kurz zusammengestellt. Protoplasmatische Astrozytome sind seltener als alle anderen Astrozytome und treten in ihrer typischen Form fast ausschließlich im Großhirn auf und hier besonders im Schläfenlappen (48).Die makroskopisch oft vermehrt transparenten und nicht selten von kleinen Zysten durchsetzten Gliome enthalten histologisch überwiegend mittelgroße, rundliche Zellen, die an protoplasmatische Astrozyten erinnern. Die Fortsätze der ziemlich isomorphen Elemente, auch am Zellausstrich gut erkennbar, sind meist kurz und wenig verzweigt. Die Zellkerne erscheinen einheitlich ovoid oder rundlich und mäßig chromatindicht. Vor allem in zentralen Anteilen kann man mikrozytische Bezirke und – besonders bei weniger differenzierten Formen – regressive Veränderungen beobachten. Fibrilläre Astrozytome stellen die häufigste morphologisch definierte Gruppe dieser Gliome und finden sich in verschiedenen Lokalisationen des zentralen Nervensystems. Diese makroskopisch meist ziemlich konsistenten oder gar derben Tumoren bauen sich aus ovoiden, zipflig ausgezogenen oder spindeligen (fusiformen) Zellen mit zahlreichen, oft langen Fortsätzen auf. Mitunter überwiegen in einzelnen Gliomen kleinzellige Populationen. Der Interzellulärraum wird von zahlreichen faserführenden Zellausläufern durchzogen und erscheint bei lichtmikroskopischer Betrachtung als sog. fibrilläre Matrix. Die komplexe Geometrie dieses Gewebes läßt sich elektronenmikroskopisch besser analysieren (33, 11). Ultrastrukturelle Untersuchungen belegen zudem den Reichtum an Gliafilamenten und zum Teil auch an Mikrotubuli im Zelleib und in den Zellfortsätzen. Die Zellkerne sind ovoid oder länglich. Auf Vorkommen und Bedeutung von Mitosefiguren wird im Zusammenhang mit der Frage der Gradierung eingegangen. Regressive Veränderungen sind teilweise durch das Auftreten von Zysten und/oder hyalinen Körperchen charakterisiert. Man beobachtet nicht selten gefäßassoziierte fokale Verkalkungen (Kalkosphäriten). Pilozytische (pilozytäre) Astrozytome zeigen einen hohen Gehalt an elongierten, zum Teil bipolaren Zellen mit langen Fortsätzen („piloide", haarartige Zellen). Diese morphologische Eigenschaft mag u.a. mit mikrotopographischen Verhältnissen, so zum Beispiel dem Wachstum innerhalb neuronaler Bahnen zusammenhängen, doch registriert man derartige Gliome auch im Hypothalamus und in der Wand des dritten Ventrikels. Elektronenmikroskopisch zeigen diese Zellen ebenfalls einen hohen Gehalt an Gliafilamenten (19), und ein Teil weist zahlreiche kompakte, fibrilläre intrazytoplasmatische Gebilde auf („zytoide Körperchen", sog. Rosenthal-Fasern) (18). Pilozytäre Astrozytome werden, zum Teil basierend auf Unterschieden in der Morphologie, der Lokalisation und der Altersverteilung des Auftretens, in eine juvenile und eine adulte Form weiter unterteilt (37). Gemistozyäre Astrozytome sind, berücksichtigt man nur die Formen mit günstigem Verlauf (sog. „benigne" Gliome), selten und finden sich fast ausschließlich in den Großhirnhemisphären. Diese Astrozytome sind makroskopisch oft scharf begrenzt und eher von weicher Konsistenz. Histologisch bauen sie sich aus auffallend großen, zytoplasmareichen, eosinophilen, rundlichen Zellen mit nur kurzen Fortsätzen auf. Der Kern ist meist ziemlich dicht und exzentrisch gelagert. Das reichliche Zytoplasma enthält oft vermehrt endoplasmatisches Retikulum und Mitochondrien sowie in wechselnder Menge Gliafilamente.

Undifferenzierte oder anaplastische Astrozytome

Der Begriff „anaplastisches Astrozytom" wird verwendet, um Gruppen von Gliomen mit Zeichen geringerer Gewebedifferenzierung und aggressiverem biologischen Verhalten zu definieren. Die Beziehung zwischen morphologischen Eigenschaften und dem prospektiven Wachstumsverhalten eines Astrozytoms werden in der Folge unter der Rubrik Gradierung noch weiter erläutert. Es sei vorweggenommen, daß bei Verwendung von Gradierungssystemen in der Regel auf die Bezeichnung „anaplastisches Gliom" verzichtet wird. Unter Anaplasie versteht man das Vorliegen eines geringen Grades an histologisch faßbarer Differenzierung, wobei sich diese Eigenschaft nicht obligat durch sog. „Entdifferenzierung" eines vorher besser differenzierten Gewebes entwickeln muß. Vielmehr darf angenommen werden, daß ein geringer Differenzierungsgrad das primäre Merkmal einer neoplastischen Zellpopulation darstellen kann. Auch innerhalb einer differenzierten Zellfamilie können Sublinien mit derartigen Eigenschaften erwartet werden. Die genauere Durchsicht zahlreicher Schnittpräparate führt denn auch zur Beobachtung, daß Anteile mit morphologisch geringer Differenzierung bei der Mehrzahl der Gliome gefunden werden können (38). Es sei indessen festgehalten, daß der Nachweis derartiger Veränderungen allein als solcher nicht bedeuten muß, daß das entsprechende Merkmal sich biologisch faßbar exprimiert. Sog. zelluläre „Atypien" dürfen nicht kausal mit einem bestimmten Wachstumsverhalten verknüpft werden. Andererseits läßt sich nicht ausschließen, daß eine kleine Subpopulation von Zellen mit Zeichen geringer Differenzierung innerhalb eines Glioms mit bisher gutartigem klinischen Verlauf sich später im Sinn einer Population mit malignem Verhalten manifestieren kann. Einzelne Beobachtungen weisen in die Richtung derartiger Überlegungen (8). Diese Argumente sollen lediglich illustrieren, daß im Einzelfall bei Vorliegen sog. anaplastischer Veränderungen eine Beurteilung des potentiellen biologischen Verhaltens mit der nötigen Zurückhaltung vorgenommen werden soll. Histologisch stehen Zellreichtum (d.h. hohe Zellularität), Zell- und Kernpolymorphie, das Vorliegen zahlreicher, zum Teil atypischer Mitosefiguren, regressive Veränderungen und Blutgefäßalterationen (Bildung glomeruloider Knäuel, Endothelwucherungen) im Vordergrund. Astrozytome mit diesen Eigenschaften werden auch als Glioblastome bezeichnet. Enthalten solche Tumoren in größerer Zahl bizarre, vorwiegend mehrkernige Riesenzellen, spricht man von Glioblastoma multiforme. Der letzterwähnte Begriff sollte nicht generell angewandt werden, da Glioblastome (bzw. Astrozytome der Grade III und IV, s.unten) auch ohne riesenzellige Anteile vorkommen können.

2. Histologische Gradierung

Unter Gradieren ("grading") von Neoplasmen versteht man die Unterteilung eines gegebenen Typs eines Tumors in Kategorien unterschiedlicher Differenzierung (histologische Differenzierungsgrade). Die Methode hat zum Ziel, durch Definition solcher Grade, ausgehend von Schnittpräparaten, Beurteilungskriterien für die Abschätzung des mutmaßlichen biologischen Verhaltens eines Neoplasmas zu erlangen. Die heute verwendeten Verfahren zur Gradierung von Gliomen verschiedener Typen geht zum Teil auf ein System zurück, das im Rahmen eines "Symposium on a new and simplified concept of gliomas" ausgearbeitet und durch Kernohan et al. (22) veröffentlicht wurde. In Anlehnung an ein früher entwickeltes

System wurden zur Beurteilung des Differenzierungsgrads Kriterien wie Zellularität, Pleomorphie und Zahl von Mitosefiugren herangezogen. Die Verwendung des letztgenannten Parameters illustriert, daß nicht nur auf die Differenzierung im engeren Sinn, sondern auch auf Proliferationseigenschaften geachtet wird. Alle Astrozytome wurden in einer Gruppe mit 4 Differenzierungsgraden ("grades I–IV") zusammengefaßt. Unter einheitlicher Verwendung des Gliomtyps wird daher von Astrozytom Grad I bis Grad IV gesprochen, wobei einem Grad I die höchste, Grad IV die geringste Differenzierungsstufe zugeordnet wird. Es wird empfohlen, die Begriffe Astroblastom und Glioblastom nicht weiter zu verwenden. Die Methode hat den Vorteil, daß komplexe, zum Teil in ihrer Reproduzierbarkeit und Bedeutung fragwürdige histologische Subtypen vermieden werden können und daß der offensichtlichen Notwendigkeit, für die klinische Beurteilung relevante Risikogruppen zu identifizieren, Rechnung getragen wird. Zur Definition der Grade ist anzufügen, daß ein Astrozytom Grad III oder Grad IV nicht einem Glioblastoma multiforme gleichgesetzt werden kann. Umgekehrt dürfte ein Glioblastom mit oder ohne riesenzellige Anteile immer einem Gliom Grad IV entsprechen. Ein modifiziertes System wurde später von Ringertz vorgeschlagen (34). Anstelle von 4 Graden werden lediglich 3 Gruppen (Astrozytom, intermediärer Typ, Glioblastom) unterschieden. Die Gruppe Astrozytom von Ringertz entspricht weitgehend einem Kernohan-Grad I, der intermediäre Typ einem Grad II, während die Gruppe Glioblastom die Kernohan-Grade III und IV umfaßt. Die zwei Systeme lassen sich indessen nicht vollständig zur Deckung bringen (34). Ein kleiner Teil des Typs Astrozytom von Ringertz entspricht nämlich einem Kernohan-Grad II und möglicherweise ein Teil des intermediären Typs einem Grad III. Diesen Unterschieden ist beim Vergleich von Studienresultaten mit Verwendung des einen oder anderen Systems Rechnung zu tragen.

3. Makroskopisches Bild

Die undifferenzierten Astrozytome sind als kugelförmige oder polyzyklische Gebilde meistens im Marklager einer Hemisphäre lokalisiert. Bei medialer Lage und Infiltration des Balkens können sie sich schmetterlingsförmig auf die andere Hemisphäre ausdehnen. Am meisten betroffen sind die Frontallappen, dann folgen die Temporal- und Parietallappen, wobei in diesen Regionen oft die basalen Ganglien infiltriert sind. Am wenigsten oft befallen sind die Okzipitallappen. Eine infratentorielle Lokalisation ist, vor allem im Erwachsenenalter, sehr selten.

Bei der Diagnosestellung sind diese Tumoren meistens schon sehr ausgedehnt und gegen das umgebende Hirn nicht oder nur teilweise abgegrenzt, wobei ausnahmsweise auch umschriebene, gut begrenzte Formen vorkommen können. Bei oberflächlicher Lage ist der Kortex und die Leptomeninx meistens infiltriert, nicht selten auch die darüber liegende Dura, wobei dadurch das Bild eines Meningeoms vorgetäuscht werden kann. Mikroskopisch ist jedoch praktisch immer nur das innere Durablatt befallen (37), so daß die Dura eine Barriere gegen die Infiltration des Knochens oder eines venösen Sinus darzustellen scheint. Bei tiefer, ventrikelnaher Lage ist das Ependym oft infiltriert, was eine Ausdehnung in den Ventrikel und damit eine intrathekale Dissemination via Liquor ermöglicht. Die äußere, oft nur schmale, meistens stärker vaskularisierte Randzone des Tumors besteht aus gelbgrauem bis graurötlichem Gewebe von weicher oder glasigderber Konsistenz. Ein gelbliches, nekrotisches Gewebe, das in gewissen Fällen einem Abszeß ähnlich sein kann, bildet meistens die innere Hauptmasse des Tumors. Häufig ist es von kleinen Hämorrhagien und Zysten, die mit gelblicher oder bräunlicher Flüssigkeit gefüllt sind, durchsetzt. Große Zystenbildungen sind eher selten.

4. Multifokales Wachstum und Metastasierung

a) Multifokale Tumoren

Der genaue Prozentsatz der multifokal wachsenden undifferenzierten Astrozytome ist schwierig zu erfassen. Da sich die verschiedenen Wachstumszentren fast immer nahe beieinander in der gleichen Hirnregion ausbreiten, ist sowohl radiologisch wie autoptisch schwierig zu unterscheiden, ob es sich um ein polyzyklisches, zusammenhängendes Gebilde oder um unabhängige multifokale Tumoren handelt. Bei multifokalem Wachstum besteht meistens ein größerer Haupttumor mit einem oder mehreren kleinen, nahegelegenen Satellitentumoren (37). Von diesen echten multifokalen Tumoren müssen die heterogenen Astrozytome unterschieden werden, bei denen innerhalb eines diffus wachsenden Tumors verschiedene Zonen von unterschiedlichem Malignitätsgrad und damit unterschiedlicher Wachstumsgeschwindigkeit vorhanden sind. Eine weitere Gruppe bilden die Tumoren, die zu einem späteren Zeitpunkt in einem anderen Lappen oder in der anderen Hemisphäre als der Primärtumor auftreten. In unserem Krankengut von 107 Fällen zeigten drei Patienten dieses Wachstum, wobei schwierig zu beurteilen ist, ob es sich dabei um regionale Metastasen durch infiltratives Wachstum entlang von Nervenbahnen oder um asynchrones multizentrisches Wachstum handelt. Unter Berücksichtigung dieser Vorbehalte beträgt die Häufigkeit von echtem mutlifokalem Wachstum nach

Moertel et al. (28) 4,9% und nach Russel u. Rubinstein (37) 4,5–6%. Das Auftreten von multifokalem Wachstum ist von klinischer Bedeutung wegen der Differentialdiagnose von Hirnmetastasen bei okkultem Primärtumor.

b) Spinale subarachnoidale Metastasierung

Die spinale subarachnoidale Dissemination via Liquor ist wahrscheinlich häufiger als bisher angenommen wurde. Ehrlich u. Davis (15) fanden bei der routinemäßigen Autopsie des Rückenmarkes in 5 von 20 an intrakraniellen Glioblastomen verstorbenen Patienten spinale leptomeningeale Metastasen. Bei allen diesen Fällen infiltrierte der Primärtumor die Leptomeningen oder Ventrikelwände, wodurch die Dissemination durch den Liquor möglich wurde. Jedoch nur einer dieser fünf Fälle zeigte auch Symptome von seiten des Rückenmarks. Da bei der Mehrzahl der Patienten der Primärtumor zum Tode führt, bevor spinale Symptome auftreten, und das Rückenmark nicht routinemäßig bei jeder Autopsie untersucht wird, wird die Häufigkeit einer spinalen Dissemination wahrscheinlich unterschätzt. Dies wird durch die Tatsache unterstrichen, daß seit 1931 nur 14 gut dokumentierte Einzelfälle publiziert wurden (15). Bei Auftreten einer spinalen Symptomatik sollte deswegen bei jedem Patienten, vor allem wenn der Primärtumor unter Kontrolle ist, auch an eine spinale Metastase gedacht werden.

c) Extrathekale Metastasierung

Die extrathekale Metastasierung von undifferenzierten Astrozytomen des Großhirns ist selten. Smith et al. (41) fanden bei 8000 Autopsien von Patienten mit neuroektodermalen Tumoren nur bei 35 Fällen Fernmetastasen. Von diesen hatten 23 Patienten als Primärtumor ein undifferenziertes Astrozytom. Die Lunge war am häufigsten betroffen, was für eine hämatogene Aussaat spricht, dann folgten Lymphknoten, Knochen und Leber. Bei allen diesen Fällen waren der Metastasierung ein oder mehrere chirurgische Eingriffe vorausgegangen. Daraus kann geschlossen werden, daß die spezielle anatomische Situation des ZNS innerhalb der Dura als schwer infiltrierbare Barriere und das Fehlen von Lymphgefäßen ein mitbestimmender Faktor für die Seltenheit extrathekaler Metastasen ist. Dafür spricht auch die Tatsache, daß durch eine Shuntoperation mit Ableitung des Liquors in eine andere Körperhöhle eine Metastasierung begünstigt wird (44). Auch bei einer Kraniotomie werden extrakranielle Lymph- und Blutgefäße mit Tumorzellen kontaminiert, wodurch Fernmetastasen entstehen können.

Da diese auch bei den operierten Fällen jedoch nur selten auftreten, obwohl wahrscheinlich eine hämatogene Kontamination häufig vorkommt, müssen außer den anatomischen noch andere Faktoren bei der Verhinderung von Metastasen eine Rolle spielen.

Metastasen ohne vorherige Operation sind extrem selten. Pasquier et al. (31) fanden unter 72 publizierten Autopsiefällen nur 8 ohne vorherige Kraniotomie, wobei bei der Mehrzahl dieser Fälle (2, 6, 10, 20, 35) ein Einbruch des Tumors in Blutgefäße histologisch nachgewiesen werden konnte. Kung et al. (25) wiesen elektronenmikroskopisch nach, daß alle untersuchten undifferenzierten Astrozytome eine Infiltration in die Wände und das Lumen von intrazerebralen Gefäßen aufwiesen, so daß auch ohne Operation eine hämatogene Metastasierung häufiger zu erwarten wäre, als dies der Fall ist. Die Annahme, daß Gliazellen extrathekal ein ungünstiges metabolisches Wachstumsmilieu haben, konnte durch Transplantation von Gliomen in extraneurales Gewebe mehrfach widerlegt werden (4, 5, 17). Wegen noch weitgehend fehlenden theoretischen Grundlagen ist der Einfluß von tumorimmunologischen Faktoren noch unklar. Vorstellbar wäre, daß eine durch wahrscheinlich schwache, tumorspezifische Antigene stimulierte immunologische Abwehrreaktion durch ebenfalls schwache, gliaspezifische Antigene verstärkt wird, bedingt durch die immunologisch privilegierte Lage des ZNS (47). Diese immunologischen Faktoren können möglicherweise einzelne Zellen oder Zellgruppen eliminieren und damit eine Metastasierung verhindern. Auffällig ist, daß bei Patienten mit metastasierenden undifferenzierten Astrozytomen die durchschnittliche Überlebenszeit länger ist als bei der Mehrzahl dieser Patienten mit nur zerebraler Tumorlokalisation (23, 31, 41). Bei diesen schnell zum Tode führenden Tumoren scheinen deshalb zeitliche resp. zellkinetische Faktoren bei dem seltenen Auftreten von Metastasen auch noch eine Rolle zu spielen (1). Die bis zum Tode zur Verfügung stehende Zeitspanne scheint bei der Mehrzahl der Patienten zu kurz zu sein, um eine Metastasierung möglich zu machen.

5. Prognostische Faktoren

a) Malignitätsgrad

Während zwischen den "low-grade astrocytomas" (Kernohan Grad I und II) und den "high-grade astrocytomas" (Kernohan Grad III und IV) ein deutlicher Unterschied in der Überlebenswahrscheinlichkeit besteht (24), ist die prognostische Bedeutung einer Unterteilung in Grad III und IV klein. Netsky et al. (29), Frankel u. German (16), Taveras et al. (43) und Weir (46) fanden keinen Unterschied in den Überlebenszeiten, während

Jelsma u. Bucy (21), Kuhlendahl et al. (24), Takeuchi u. Hoshino (42), die EORTC-Gruppe (14) und Walker u. BTSG (45) eine leicht günstigere prognostische Bedeutung für Grad-III-Tumoren nachweisen konnten. Wahrscheinlich sind diese kontroversen Befunde durch die unterschiedlichen Einteilungskriterien der Pathologen bedingt. Wenn intermediäre Formen (Grad II–III) den Astrozytomen Grad III zugeteilt werden, entsteht eine prognostisch günstigere Gruppe. Bei unserem Krankengut hatten 8 von 14 Patienten, welche die Operation 30 Monate und mehr überlebten, ein Astrozytom oder gemischtzelliges Gliom Grad II–III (39). Ferner ist für die prognostische Aussagekraft des Malignitätsgrades von Bedeutung, wie weit das untersuchte Material für den ganzen Tumor repräsentativ war. Neben den primär undifferenzierten Astrozytomen können solche unterschieden werden, die sekundär durch fortschreitende Anaplasie aus differenzierteren Tumoren entstanden sind und deswegen Anteile mit unterschiedlichem Malignitätsgrad enthalten. Ein einzelnes Biopsiestück aus solchen Tumoren wird deshalb nur eine relative Aussagekraft haben. Da ein Grad-IV-Tumor eine lange Überlebenszeit nicht ausschließt (26), sollte der histologische Malignitätsgrad individuell nicht für die Therapiewahl entscheidend sein. Es ist deshalb sinnvoll, die Astrozytome Grad III und IV in therapeutischer und prognostischer Hinsicht in einer Gruppe zusammenzufassen.

b) Intratumorale Verkalkungen

Da die Verkalkung eines Gewebes immer Ausdruck eines langsam verlaufenden biologischen Prozesses ist, sollten radiologisch oder mikroskopisch festgestellte intratumorale Verkalkungen einen günstigen prognostischen Faktor darstellen. Walker u. BTSG (45) wiesen in zwei von drei Langzeitüberlebenden histologisch Tumorverkalkungen nach, und auch Takeuchi u. Hoshino (42) beurteilen intratumorale Verkalkungen als prognostisch günstig. Von den 14 Patienten unseres Krankengutes, welche 30 oder mehr Monate nach der Operation noch lebten, hatten 3 Patienten präoperativ radiologisch und histologisch Tumorverkalkungen. Da typischerweise differenzierte Gliome wie Ependymome und Oligodendrogliome Verkalkungen aufweisen, sind diese Fälle wahrscheinlich durch sekundäre Anaplasie solcher Tumoren entstanden, was den günstigeren Verlauf erklärt.

c) Zelluläre Infiltrate

Die Frage, ob und in welchem Ausmaß dem Vorliegen zellulärer Infiltrate im und um den Tumor herum eine klinisch faßbare biologische Bedeutung zukommt, steht noch offen. Lymphoidzellige Infiltrate in naher räumlicher Beziehung zu Populationen neoplastischer Zellen können als Ausdruck einer Immunreaktion des Wirts gegenüber dem Neoplasma gedeutet werden (12). Maunoury et al. (27) fand bei 58 Glioblastomen eine positive Beziehung zwischen dem Vorhandensein von Lymphozyten im histologischen Präparat und der Länge der prä- und postoperativen Anamnese. Di Lorenzo et al. (9) fanden bei 6 von 8 Langzeitüberlebenden nach Glioblastomresektion eine Infiltration des Tumors mit Lymphozyten, und Palma et al. (30) konnten bei über 200 Fällen statistsch signifikant nachweisen, daß die 11,5% der Patienten, deren Tumor eine deutliche Lymphozyteninfiltration aufwies, eine längere präoperative Anamnese und eine längere postoperative Überlebenszeit hatten. Burger u. Vollmer (7) konnten indessen eine solche Beziehung nicht bestätigen.

Bei Durchsicht der zur Verfügung stehenden Informationen aus der Literatur gewinnt man den Eindruck, daß eine Erfassung rundzelliger Infiltrate in Astrozytomen noch nicht als Bestandteil eines die Gradierung ergänzenden Beurteilungssystems eingeführt werden kann. Möglicherweise werden verbesserte immunmorphologische Methoden Kriterien liefern, die eine zuverlässigere Verwendung solcher Parameter im Einzelfall gestatten.

III. Klinik und Diagnostik

Wir möchten in diesem Kapitel nicht auf Einzelheiten der klinischen Symptomatologie und der diagnostischen Methoden eingehen, sondern mehr auf ihre Bedeutung in therapeutischer und prognostischer Hinsicht. Ferner werden die für die Beurteilung des Therapieerfolges wichtigen Parameter und die Differentialdiagnose des Rezidivs beschrieben und diskutiert.

1. Klinik

a) Alter und Geschlecht

Praktisch alle Autoren stimmen darin überein, daß das Alter bei Auftreten des Tumors den wichtigsten prognostischen Faktor darstellt (Tabelle 2). Die beste Prognose haben Patienten im Alter von 25–45 Jahren, während diejenigen Patienten, die bei der Erkrankung über 55–60 Jahre alt sind, die schlechteste Prognose haben. Das Durchschnittsalter der Patienten unseres Krankengutes, die 30 Monate nach der Operation lebten, betrug 45 Jahre (36). Nur zwei dieser Langzeitüberlebenden waren über 60jährig, wobei beide ein gemischtzelliges Oligodendroastrozytom Grad II–III aufwiesen, so daß der günstigere Verlauf durch die Histologie erklärt werden kann. Patienten unter 20 Jahren haben nach der Mehrzahl der Autoren wieder eine schlechtere Prognose als solche im mittleren Lebensalter. Dohrmann et al. (5) fanden bei 22 Patienten mit Glioblastomen des Großhirns eine Überlebensrate von nur 17% zwei Jahre nach der Resektion und Bestrahlung, was der Überlebensrate von unselektionierten Erwachsenen entspricht. Wir haben seit 1972 fünf Patienten unter 20 Jahren behandelt, von denen vier schon wenige Monate nach der Radiotherapie wieder eine Progression zeigten. Wahrscheinlich haben die Patienten im mittleren Lebensalter mehr undifferenzierte Astrozytome, welche durch Anaplasie aus differenzierten Tumoren entstanden sind, was den etwas günstigeren Verlauf erklärt.

Im Gegensatz zum Alter hat das Geschlecht nur eine schwache prognostische Bedeutung. Wie aus Tabelle 2 ersichtlich ist, haben einige Autoren für Frauen eine leicht günstigere Prognose nachweisen können.

Tabelle 2. Prognostische Bedeutung von Alter und Geschlecht

Autor	Alter	Geschlecht
Netsky et al. (26)	Alle Langzeitüberlebenden zwischen 24 und 42 Jahren	–
Frankel u. German (8)	Unter 50 Jahren +	–
Roth und Elvidge (34)	Unter 35 Jahren ++	Frauen +
Taveras et al. (42)	–	–
Weir (45)	Jüngeres Alter +	–
Walker u. BTSG (43)	Unter 40 Jahren ++	–
EORTC (6)	Unter 50 Jahren ++	–
Walker u. Strike (44)	Unter 55 Jahren ++	Frauen +
Scanlon u. Taylor (35)	Jüngeres Alter ++	Frauen +
Seiler (36)	Unter 55 Jahren ++	–

– kein Einfluß; + leicht positiv; ++ mäßig positiv

b) Dauer der Anamnese

Je schneller ein Tumor wächst, desto schneller nehmen die durch ihn verursachten Symptome zu. Es ist deshalb zu erwarten, daß die Dauer der Anamnese eine prognostische Bedeutung hat. Einige Autoren (26, 34, 43) konnten diese Annahme bestätigen, wobei die lange Anamnese praktisch immer aus epileptischen Anfällen ohne neurologische Ausfälle bestand. Netsky et al. (26) und Roth u. Elvidge (34) wiesen dabei darauf hin, daß besonders Patienten, welche anamnestisch nur fokale Anfälle aufweisen, eine etwas günstigere Prognose haben.

c) Symptome

Neben der Anamnese mit epileptischen Anfällen haben die übrigen Symptome einzeln analysiert praktisch keine prognostische Bedeutung. Dagegen ist der initiale funktionelle Zustand, bedingt durch die verschiedenen neurologischen Ausfälle, neben dem Alter der wichtigste prognostische Faktor (34, 44). Es ist gut verständlich, daß die Beeinträchtigung des funktionellen Zustandes proportional zur Aggressivität des Tumorwachstums verläuft. Ein umschriebener, peripherer lokalisierter Prozeß wird die Funktion wenig beeinträchtigen, während ein ausgedehnter, zentral lokalisierter Tumor mit großer peritumoraler Ödemreaktion und entsprechender Hirndrucksteigerung einen starken Ausfall der zerebralen Funktionen zur Folge hat.

2. Liquordiagnostik

Die Untersuchung des Liquors gehört bei den undifferenzierten Astrozytomen des Großhirns nicht zur Routinediagnostik, da wegen des oft erhöhten intrakraniellen Druckes eine Lumbalpunktion nicht immer durchgeführt werden kann. Ferner ist die zytologische Untersuchung des lumbalen Liquors nur in etwa 2% der Fälle positiv (1), so daß sie weder eine große diagnostische noch prognostische Bedeutung hat. Dagegen scheinen Tumoren, die unter dem Bild einer aseptischen Begleitmeningitis mit Fieber, Pleozytose und starker Eiweißerhöhung im Liquor verlaufen, eine schlechtere Prognose zu haben. Die drei Patienten unseres Krankengutes, die diese Symptome zeigten, sind alle innerhalb weniger Monate gestorben.

Der Nachweis von tumorspezifischen Substanzen im Liquor ist noch experimentell. Ronquist et al. (32) konnten nachweisen, daß bei malignen Gliomen das Enzym Adenylatkinase im Liquor erhöht ist, während bei normalen Kontrollpatienten und solchen mit gutartigen Tumoren keine Aktivität nachgewiesen werden konnte. Marton et al. (24) fanden im Liquor von Patienten mit malignen Tumoren erhöhte Konzentrationen der Polyamine Putrescin, Spermidin und Spermin. Sie interpretierten diese Substanzen als Tumorabbauprodukte, da bei Fällen, welche auf Chemotherapie ansprachen, die Konzentration 4–6 Tage nach der Behandlung anstieg, dann abfiel und anläßlich des Rezidivs wieder anstieg. Die Bedeutung des Nachweises von karzinoembryonalem Antigen (CEA) im Liquor ist noch widersprüchlich. Während Hill et al. (11) nachwiesen, daß es bei den primären und sekundären malignen intraduralen Neoplasien erhöht sein kann, fanden Suzuki u. Tanaka (41) eine erhöhte Konzentration nur bei Patienten mit ZNS-Metastasen. Obwohl diese Substanzen als Verlaufparameter eine genauere Aussagekraft als die klinischen und radiologischen Befunde haben könnten, spielen sie in der Klinik keine Rolle, so lange die entsprechenden therapeutischen Möglichkeiten noch so gering sind.

3. EEG

Das EEG hat wegen der Hirnszintigraphie und der Computertomographie an Bedeutung verloren und spielt bei der Verlaufskontrolle von Patienten mit undifferenzierten Astrozytomen nur noch in speziellen Situationen eine Rolle. Zwar fanden Hildebrand et al. (10) eine gute Korrelation zwischen dem Schweregrad der EEG-Veränderungen und dem Tumorverlauf, Levin et al. (19) konnten jedoch in einer vergleichenden Studie nachweisen, daß das EEG als Tumorparameter dem Hirnszintigramm und dem

Schädelcomputertomogramm deutlich unterlegen ist. Eine spezielle Situation ergibt sich bei den differenzierten Astrozytomen resp. den intermediären Formen, welche als Symptomatik nur epileptische Anfälle ohne neurologische Symptome aufweisen. Da diese Tumoren meistens diffus infiltrativ wachsen, ist die radiologisch faßbare Raumforderung oft gering. Wegen der erhaltenen Blut-Hirn-Schranke stellen sie sich im Hirnszintigramm nicht dar und können im CT nur als hypodense Zone ohne positives Kontrastenhancement nachgewiesen werden. Auch der angiographische Befund ist wegen der fehlenden pathologischen Vaskularisation manchmal sehr gering. Bei diesen Fällen kann die massive Zunahme eines EEG-Herdes das deutlichste objektive Zeichen einer Tumorprogression sein.

4. Radiologie

a) Angiographie

Die Bedeutung der Angiographie liegt heute nur noch in der präoperativen Abklärung zur endgültigen Beurteilung der Operabilität und Planung des chirurgischen Eingriffes. Als Verlaufsparameter ist sie als invasive Methode und wegen des technischen Aufwandes nicht geeignet. Auch bei der Rezidivdiagnostik ist die Angiographie durch die Computertomographie praktisch vollständig verdrängt worden. Theoretisch wäre zu erwarten, daß der Nachweis einer massiven pathologischen Vaskularisation eine günstige Voraussetzung für eine Chemotherapie darstellt, da durch die gute Blutversorgung eine höhere Konzentration des Zytostatikums im Tumor erreicht werden sollte als bei avaskulären Tumoren. Koo et al. (14) fanden jedoch keine Beziehung zwischen angiographischen Befunden und dem klinischen Verlauf von Patienten, die mit BCNU behandelt worden waren. Auch in unserer Pilotstudie (38) mit hypervaskularisierten Glioblastomen konnten wir keinen besseren Verlauf nachweisen. Diese Tatsache kann damit erklärt werden, daß die hypervaskularisierten Tumoren histologisch meistens dem am stärksten entdifferenzierten Grad IV entsprechen.

b) Hirnszintigraphie

Vor Einführung der Computertomographie stellte die Hirnszintigraphie die wichtigste nichtinvasive Methode zur Diagnosestellung und Verlaufskontrolle von undifferenzierten Astrozytomen dar. Die Größe eines Resttumors kann damit sehr gut objektiviert werden. Dabei dürfen oberflächliche Anreicherungen im Bereich der Kraniotomienarbe als Folge des operativen Eingriffs nicht mit einem residuellen Tumor verwechselt werden

(46). Die gliöse resp. fibröse Narbe nach der Radiotherapie verursacht keine Anreicherung, so daß eine tief lokalisierte postaktinische Anreicherung immer als Resttumor interpretiert werden muß (46). Ob dieser aus nekrotischen, sterilen oder nur vorübergehend geschädigten Zellen besteht, kann jedoch nur mit einer Verlaufskontrolle entschieden werden. Nach unseren Erfahrungen (37) bedeutet ein normales Hirnszintigramm nach der Radiotherapie als Ausdruck einer vollständigen Remission einen günstigen prognostischen Faktor für ein längeres progressionsfreies Intervall, während eine große postaktinische Anreicherung meistens mit einer schnellen Progression verbunden war. Eine Zunahme der Anreicherung geht in der dominanten Hemisphäre praktisch immer mit einer gleichzeitigen klinischen Verschlechterung einher, während sie in der nicht dominanten Hemisphäre bei etwa der Hälfte der Patienten schon einige Wochen vor dem klinischen Rezidiv nachweisbar ist (18). Bei der Beurteilung des Erfolges einer Chemotherapie von Rezidivtumoren stimmte die szintigraphische Veränderung in 64% der Patienten mit dem klinischen Verlauf überein, während in 21% der Patienten das Hirnszintigramm trotz klinischer Besserung oder Verschlechterung stationär blieb und in 15% der Fälle falsch negativ oder positiv war (9). Diese unvollständige Übereinstimmung kann dadurch erklärt werden, daß die klinischen Symptome nicht nur durch ein Tumorrezidiv allein bedingt sein können, sondern auch durch andere Faktoren, wie postaktinische Schädigungen, die im Szintigramm nicht faßbar sind.

c) Computertomographie

Die Computertomographie des Schädels ist zur Methode der Wahl bei der Diagnosestellung und Verlaufskontrolle von Hirntumoren geworden (21, 27, 29). Der Vorteil beruht darin, daß Einzelheiten des Primärtumors, tumorbedingte sekundäre Veränderungen und tumorunabhängige andere pathologische Prozesse gleichzeitig erfaßt werden können. Neben der genauen Tumorgröße können als Einzelheiten die zentrale Aufhellung als Ausdruck der zentralen regressiven Veränderungen, das Ausmaß der durch Kontrastmittelgabe verstärkten äußeren Randzone und eventuelle intratumorale Blutungen, Zystenbildungen oder Verkalkungen unterschieden werden. Das Ausmaß des peritumoralen Ödems und der tumorbedingten Verlagerung des Ventrikelsystems können genau bestimmt werden. Ferner ist es möglich, tumorunabhängige pathologische Prozesse wie postoperative Hämatome, ein Verschlußhydrozephalus oder postaktinische Schäden zu erfassen. Prognostisch hat das Ausmaß der Mittellinienverlagerung im präoperativen CT keine Bedeutung, dagegen rezidivieren Tumoren mit schmalem Kontrastsaum und größerem peritumoralem Ödem weniger schnell als solche mit gleichmäßigem Tumorenhancement (20).

Bei der Verlaufskontrolle ist die Zunahme oder das Wiederauftreten von Kontrastenhancement neben der Zunahme der Mittellinienverlagerung, des peritumoralen Ödems und der Tumorgröße das wichtigste Zeichen für eine Tumorprogression (27). Mit alle 1–2 Monate durchgeführten CT-Kontrollen konnten Norman et al. (27) bei 27% der untersuchten Patienten eine radiologische Progression durchschnittlich zwei Monate vor der klinischen Verschlechterung feststellen. Mit nur alle 3–6 Monate durchgeführten CT-Kontrollen wird dieser Prozentsatz von Frühdiagnosen deutlich kleiner sein, wie unsere Erfahrungen gezeigt haben. In Anbetracht der bescheidenen therapeutischen Möglichkeiten beim Rezidiv und den mit serienmäßigen Untersuchungen verbundenen Kosten ist nach unserer Ansicht eine engmaschige CT-Kontrolle nicht gerechtfertigt, sondern kann durch regelmäßige klinische Kontrollen und genaue Information der Angehörigen des Patienten ersetzt werden. Die folgenden Kontrollen haben sich nach unserer Erfahrung bewährt. Ein postoperativer CT-Scan ist wichtig, um das Ausmaß der Tumorresektion festzustellen und um eine Vergleichsbasis zu haben, wenn durch eine klinische Verschlechterung während der Radiotherapie eine neue Untersuchung notwendig wird. Ferner ist ein CT 4–6 Wochen nach Ende der Bestrahlung von Nutzen, um das Ergebnis der Radiotherapie festzustellen. Wenn dieser CT-Scan außer den operativen Veränderungen normal ist, sind weitere Kontrollen nur bei Verschlechterung des klinischen Status indiziert, da bei diesen Patienten ein längeres progressionsfreies Intervall wahrscheinlich ist. Zeigt der CT-Scan nach der Bestrahlung jedoch noch einen pathologischen Befund, sollte in 4–6 Wochen eine erneute Kontrolle durchgeführt werden, um festzustellen, ob es sich um regressive oder progressive Veränderungen handelt, da bei einer Progression eine adjuvante Chemotherapie in Frage kommt.

5. Beurteilung des Therapieerfolges

Der Therapieerfolg bei einem malignen Gliom kann auf drei Arten beurteilt werden, nämlich durch objektive Messung der Tumorregression und durch Bestimmung der Überlebenszeit nach der Operation oder des progressionsfreien Intervalls zwischen Operation und Rezidiv.

a) Tumorremission

Die Tumorremission wird durch direkte Messung des Tumorvolumens mittels Hirnszintigramm oder Computertomogramm oder indirekt durch die Regression der neurologischen Ausfälle gemessen. Die direkte Messung allein genügt nicht, da kleinere Regressionen mit den momentan zur Verfügung stehenden diagnostischen Möglichkeiten nicht erfaßt werden, jedoch je nach Lokalisation schon eine Veränderung der neurologischen Symptome zur Folge haben können. Nach den Untersuchungen von Norman et al. (27) stimmte die Computertomographie in etwa 10–15% der Patienten nicht mit dem klinischen Verlauf überein, wobei wie beim Hirnszintigramm sicher auch radiologisch nicht faßbare Nebenwirkungen der Radio- bzw. Chemotherapie eine Rolle spielen. Auf der anderen Seite sind die neurologischen Symptome teilweise durch das peritumorale Ödem verursacht, welches leicht durch Steroide beeinflußt werden kann. Eine genaue Beurteilung der Tumorregression ist deshalb bei undifferenzierten Astrozytomen schwierig und benötigt als Kriterien die neurologischen Symptome, die genaue Angabe der Steroidmedikation und eine radiologische Verlaufskontrolle mittels CT oder Hirnszintigraphie (19). Die unter Berücksichtigung dieser drei Kriterien möglichen Verläufe sind in Tabelle 3 zusammengestellt.

Tabelle 3. Kriterien zur Beurteilung des Therapieerfolges

Steroiddosis	Neurolog. Status	CT oder Szintigramm	Beurteilung
gestoppt	normalisiert oder leichte Restsymptome	normal oder leichte Restbefunde	komplette Remission
verkleinert	gebessert	gebessert oder mehr als 6 Monate stationär	partielle Remission
unverändert	unverändert	unverändert	stationär
erhöht	verschlechtert	verschlechtert	Progression

Ein stationärer Verlauf darf nicht als Erfolg der Radio- oder Chemotherapie gewertet werden, da eine längerdauernde Stabilisierung der Krankheit durch Steroide allein möglich ist. Eine vollständige Remission oder die leider viel häufigere Progression verursachen selten diagnostische Schwierigkeiten (19), dagegen ist manchmal die Beurteilung einer partiellen Remission schwierig, da die klinischen Symptome bei Hirntumoren auch spontan einen fluktuierenden Verlauf haben können und, wie schon erwähnt, manchmal eine Diskrepanz besteht zwischen klinischem und radiologischem Befund im CT oder Hirnszintigramm. Eine klinische Besserung, die länger als 6 Monate anhält und eine Verkleinerung der Steroiddosis erlaubt, jedoch radiologisch stationäre Befunde zeigt, werten wir als partielle Remission, da der radiologische Befund einem nekrotischen oder sterilen Resttumor entsprechen kann.

b) Postoperative Überlebenszeit

Die Messung der postoperativen Überlebenszeit ist der am häufigsten verwendete Parameter zur Beurteilung einer Tumorbehandlung, weil ein genau definierbarer Endpunkt vorhanden ist. Damit eine gültige Aussage möglich ist, muß eine gleich selektionierte Kontrollgruppe vorhanden sein, mit der die spezifische Behandlung verglichen werden kann. Ferner müssen die prognostischen Faktoren, insbesondere Alter und funktioneller Zustand der Patienten, wenn es sich um differenzierte Astrozytome handelt, in beiden Gruppen gleich verteilt sein. Auch unter Berücksichtigung dieser Voraussetzungen ist die Messung der postoperativen Überlebenszeit bei Hirntumoren von fraglichem Wert, weil sie keine Aussage über die Lebensqualität enthält, welche besonders bei Erkrankungen des ZNS von ausschlaggebender Bedeutung ist. Das Ziel jeder Behandlung sollte nicht nur eine Verbesserung der Überlebenszeit sein, sondern auch der Überlebensqualität. Deshalb muß eine Hirntumorstudie, welche mit der Überlebenszeit evaluiert wird, immer auch Angaben über den funktionellen Zustand der Überlebenden enthalten. Ein weiteres Problem, welches die Aussagekraft dieses Parameters vermindert, ist die terminale Pflege, welche aus ethischen und praktischen Gründen nicht standardisiert werden kann. Eine aktive terminale Pflege mit Einsatz von Steroiden und Antibiotika kann die Überlebenszeit unter Umständen mehr verlängern als die spezifische initiale Tumorbehandlung! Aus diesen Gründen sollten Aussagen über Therapien, die auf Messung der Überlebenszeit beruhen, kritisch beurteilt werden.

c) Progressionsfreies Intervall

Das progressionsfreie Intervall von der Operation bis zum Rezidiv hängt nur von der spezifischen Tumorbehandlung ab und wird durch pflegerische Maßnahmen wenig beeinflußt. Ferner gibt es auch Auskunft über das funktionelle Resultat, da das progressionsfreie Intervall in bezug auf Lebensqualität den wertvollsten Abschnitt im Krankheitsverlauf darstellt. Es ist deshalb der bessere Parameter der Behandlung als die Überlebenszeit. Der Nachteil besteht darin, daß es nicht bei allen Patienten gemessen werden kann, sondern nur bei denjenigen, die unabhängig von Steroiden eine mindestens kurzfristige Remission aufweisen. Nach unseren Erfahrungen (39) war dies nur bei 80% der Patienten möglich, da die übrigen schon während der Radiotherapie eine Progression zeigten oder einen von Steroiden abhängigen Resttumor hatten. Bei den meisten Patienten kann das freie Intervall mit einer Genauigkeit von 2–4 Wochen bestimmt werden (6, 39), in einigen Fällen kann es aber Schwierigkeiten bereiten, den genauen Endpunkt zu bestimmen, da nicht jede sekundäre Verschlechterung durch ein Rezidiv verursacht ist.

6. Differentialdiagnose des Rezidivs

Die möglichst präzise Diagnose eines Rezidivs nach der initialen Behandlung ist aus den beiden folgenden Gründen von Bedeutung. Wenn eine erneute Behandlung durch Reoperation oder Chemotherapie infrage kommt, ist diese um so erfolgversprechender, je kleiner die Masse des Rezidivtumors resp. je besser der funktionelle Zustand des Patienten bei Beginn der neuen Therapie ist. Ferner ist nicht, wie früher oft angenommen wurde, jede sekundäre Verschlechterung durch ein Rezidiv verursacht. Die genaue Diagnose ist wichtig, damit nicht Komplikationen, die teilweise gut behandelt werden können, verpaßt werden und der Patient dafür einer falsch indizierten Chemotherapie unterzogen wird. Die Computertomographie des Schädels ist dabei von unschätzbarem Wert, vor allem, wenn Vergleichsbilder nach den früheren Behandlungen vorhanden sind, mit denen residuelle Veränderungen von neuen pathologischen Befunden unterschieden werden können. Ein CT-Scan ist deshalb bei jeder sekundären klinischen Verschlechterung für eine genaue Diagnosestellung indiziert.

In der frühen postoperativen Phase sind sekundäre Verschlechterungen praktisch immer durch ein postoperatives Ödem, eine Nachblutung oder einen Wundinfekt mit eventueller Meningitis verursacht. Mehr Schwierigkeiten bieten differentialdiagnostisch ein chronisches Subduralhämatom oder ein subakut verlaufender Abszeß in der Resektionshöhle. Selten kann auch einmal ein Okklusivhydrozephalus auftreten, der dann von dem Hydrozephalus unterschieden werden muß, welcher als Folge der Hirnatrophie nach Ganzhirnbestrahlung in 24% (21) bis 50% (29) der Patienten computertomographisch nachgewiesen werden kann.

Während der postoperativen Radiotherapie kann vor allem bei schlecht dekomprimierten Tumoren eine Reaktion einsetzen, die durch Brechreiz, Erbrechen, Apathie und manchmal Zunahme der fokalen Symptome charakterisiert ist. Die genaue Ursache ist unklar, am wahrscheinlichsten ist eine durch die Strahlen oder den nekrotisch werdenden Tumor bedingtes reaktives Ödem, da die Symptome meistens durch Erhöhung der Steroiddosis oder Aussetzen der Strahlentherapie für einige Tage wieder gebessert werden.

Mehr diagnostische Schwierigkeiten bereitet die transiente Leukoenzephalopathie, welche 1–3 Monate nach Abschluß der Radiotherapie auftreten kann. Am häufigsten treten diese Erscheinungen im zweiten Monat nach der Bestrahlung auf und weisen ein weites Spektrum von Symptomen auf, welches von leichter Müdigkeit und Apathie über Unwohlsein mit Nausea und Erbrechen bis zur massiven Zunahme der vorbestandenen fokalen Symptomatik reichen kann, so daß unter Umständen wieder eine Hospitalisation notwendig wird. Diese Reaktion tritt nach einer Dosis von ungefähr 50 Gy auf, wobei sie unabhängig ist von der Art der Strahlen und der Bestrahlungsmethode (2). Da sie nur nach der Bestrahlung von intrazerebralen Tumoren auftritt, scheint eine vorbestehende Hirnläsion mit umgebender Ödemzone ein prädisponierender Faktor zu sein (2). Wahrscheinlich ist die Ursache eine Demyelinisierung durch Schädigung der Oligodendroglia oder Provokation einer Autoimmunreaktion gegen die Myelinscheiden (16, 33). Das Hirnszintigramm zeigt eine unspezifische verstärkte Anreicherung und der CT-Scan eine hypodense Zone mit unregelmäßigem Enhancement wie bei einem diffusen Rezidiv. Einzig die Besserung durch Kortikosteroide ist bei echten Rezidiven konstanter, erschöpft sich dann jedoch, während die Patienten mit einer Strahlenenzephalopathie eine spontane Besserung auch nach Absetzen der Steroide zeigen. Hoffman et al. (13) fanden, daß in den 18 Wochen nach Beendigung der Radiotherapie bereits 49% der Patienten eine Progression aufweisen. Davon besserten sich jedoch 28% wieder spontan und zeigten nachher mit einem mittleren progressionsfreien Intervall von 66 Wochen ein überdurchschnittlich gutes Behandlungsresultat. Eine Unterscheidung dieser Patienten von denjenigen mit einer echten Tumorprogression ist nur durch Verlaufskontrollen möglich (13). Bei einer klinischen Verschlechterung in den ersten drei Monaten nach der Radiotherapie sollte deshalb mittels CT-Scans in Abständen von 4–6 Wochen genau geprüft werden, ob es sich um eine echte Tumorprogression oder eine transiente Strahlenreaktion handelt. Diese Unterscheidung sollte durch die Verlaufskontrolle gesichert sein, bevor eine Reoperation gemacht wird oder eine adjuvante Chemotherapie begonnen wird, weil sonst rund ein Viertel dieser Patienten einer unnötigen Behandlung zugeführt werden.

Die mit Latenz auftretende Radionekrose ist differentialdiagnostisch noch schwieriger vom Tumorrezidiv zu unterscheiden als die transiente Frühreaktion. Sie tritt zwischen 4 Monaten bis 9 Jahren nach der Radiotherapie auf, meistens jedoch 1–2 Jahre nach dem Ende der Bestrahlung (15). Die kritische Dosis beträgt 50–60 Gy mit Fraktionen von 2 Gy pro Tag (25). Die Ursache ist wahrscheinlich eine Schädigung der Gefäßendothelzellen, die das Substrat für die Blut-Hirn-Schranke darstellen. Daraus resultiert einerseits eine chronische Permeabilitätsstörung mit Exsudation von Plasma ins Marklager, was eine Demyelinisierung mit chronischem Hirnödem und Gliose zur Folge hat. Andererseits kann es zur fibrinoiden Nekrose der Gefäßwand kommen, wovon dann Gefäßverschlüsse mit durch Ischämie bedingten fokalen Koagulationsnekrosen resultieren (22).

Die klinischen Symptome sind abhängig vom bestrahlten Hirnvolumen. Nach einer lokalen Radiotherapie eines malignen Tumors kann später eine Radionekrose auftreten, die nur durch Biopsie von einem Rezidiv unterschieden werden kann (7). Alle diagnostischen Unterscheidungen sind unspezifisch. Das Eiweiß im Liquor kann erhöht sein, das Hirnszintigramm zeigt eine Anreicherung, das EEG einen Deltaherd, das Angiogramm eine avaskuläre Masse und der CT-Scan eine hypodense Zone mit unregelmäßigem Enhancement (3, 22). Steroide beeinflussen meistens die klinischen Symptome ebenfalls günstig (7, 22), bei einer großen Raumforderung mit drohender Einklemmung kann jedoch eine chirurgische Dekompression notwendig werden.

Während die als lokale Raumforderung auftretende Radionekrose bei optimaler Bestrahlungstechnik selten vorkommt, ist eine sich ebenfalls mit Latenz manifestierende diffuse Leukoenzephalopathie nach Ganzhirnbestrahlung häufiger als bisher angenommen wurde, vor allem, wenn die Radiotherapie in Kombination mit Zytostatika durchgeführt wurde (4, 31, 36). Charakteristisch ist ein meistens im zweiten Jahr nach der Bestrahlung auftretendes psychoorganisches Syndrom ohne Hirndruckzeichen oder fokale Ausfälle, welches langsam progredient ist (12, 36). Der CT-Scan zeigt einen allgemeinen Hydrozephalus als Folge der Hirnatrophie (21, 27, 29) und manchmal eine Hypodensität des Zentrum semiovale als Ausdruck einer Leukoenzephalopathie (36). Die Stelle der Tumorlokalisation ist ebenfalls hypodens mit gelegentlich neu auftretendem unregelmäßigem Enhancement, das dann in späteren Untersuchungen durch Verkalkungen ersetzt wird. Eine Unterscheidung von einem Tumorrezidiv ist nur durch eine computertomographische Verlaufskontrolle über mehrere Monate möglich. In unserem Krankengut zeigten 11,7% der Patienten nach Ganzhirnbestrahlung und adjuvanter Chemotherapie dieses Krankheitsbild (36). Warum diese Strahlenfolge bei gleicher Bestrahlungstechnik nicht bei allen Patienten auftritt, ist unklar. Wahrscheinlich spielen individuell verschiedene konstitutionelle Faktoren eine Rolle (23).

Sowohl nach der Strahlentherapie (15) als auch nach der Chemotherapie (30) eines undifferenzierten Astrozytoms kann es durch nekrotischen Zerfall des Tumors und Akkumulation von Flüssigkeit zu Zystenbildungen kommen, die durch eine raumfordernde Wirkung ein Rezidiv vortäuschen können. Poisson et al. (30) schätzen die Häufigkeit auf 5–8%. Im CT sind sie manchmal schwierig von der häufigen zentralen Nekrose zu unterscheiden, da sie gleiche Absorptionswerte aufweisen können. Die durch Kontrastmittel verstärkte Randzone ist bei Zysten im allgemeinen dünner und die Innenseite ebenmäßiger. Typisch für eine Flüssigkeitsansammlung ist der Nachweis einer Spiegelbildung, die am besten eine Stunde nach der Kontrastmittelapplikation nachgewiesen werden kann. Wenn eine Zyste symptomatisch ist, kann durch eine Punktion meistens eine sofortige

Besserung erzielt werden. Manchmal sind durch Reakkumulation von Flüssigkeit mit Wiederauftreten der Symptome wiederholte Punktionen notwendig, so daß unter Umständen ein Katheter mit subkutanem Reservoir in die Zyste eingelegt werden muß.

Auch das Auftreten von apoplektiformen Symptomen nach der Operation und Strahlentherapie eines undifferenzierten Astrozytoms kann differentialdiagnostische Probleme aufwerfen. Bei der Mehrzahl der Patienten ist es ein Zeichen der Progression, verursacht durch eine Blutung in den Tumor oder durch Infiltration oder Kompression eines größeren Blutgefäßes mit Thrombosebildung und entsprechender Ischämie (17). Eine sekundäre Thrombose nach peroperativer Schädigung eines Blutgefäßes tritt praktisch immer in der frühen postoperativen Phase auf, während sich eine postaktinische Schädigung von mittleren und größeren Hirnarterien meistens einige Jahre nach der Radiotherapie manifestiert und selten ist (28, 40). Wenn der Patient neben dem Astrozytom noch an einer Gefäßkrankheit leidet, kann die Differentialdiagnose unter Umständen auch radiologisch nur durch eine Verlaufskontrolle geklärt werden.

Das Auftreten von epileptischen Anfällen nach der Behandlung oder eine erhöhte Frequenz von vorbestehenden Anfällen kann sowohl durch ein Tumorrezidiv als auch durch eine Narbenepilepsie bedingt sein. Eine massive Zunahme eines Fokus langsamer Wellen im EEG ist verdächtig auf ein Rezidiv. Die genaue Diagnose ist meistens durch eine Computertomographie leicht möglich.

Ein Rezidiv kann auch durch Medikamentenüberdosierung, psychische Reaktionen oder eine Allgemeinerkrankung vorgetäuscht werden. Es ist erstaunlich, wie zum Beispiel eine Harnwegsinfektion mit Fieber vorbestehende neurologische Ausfälle aggravieren kann. Neben der neurologischen Verlaufskontrolle ist deshalb auch eine gute allgemeinmedizinische Betreuung wichtig.

IV. Eigene Behandlungsresultate

1. Patientenselektion

Das eigene Krankengut umfaßt 107 Patienten, die alle nach den gleichen Kritierien selektioniert wurden und sich in drei Gruppen gliedern:

- Gruppe I besteht aus 46 Patienten, welche zwischen Juli 1967 und September 1972 behandelt wurden und die retrospektiv analysiert wurden (1). Gruppe Ia (14 Patienten) wurde nur operiert, während Gruppe Ib (32 Patienten) operiert und nachbestrahlt wurde.
- Gruppe II umfaßt 20 Patienten, die von November 1974 bis November 1975 in einer prospektiven Studie behandelt wurden (Studie A) (3).
- Gruppe III, welche von Januar 1976 bis November 1978 untersucht wurde, gliedert sich in 3 Gruppen. Gruppe IIIa (16 Patienten) wurde operiert und nachbestrahlt, während die Gruppe IIIb (15 Patienten) operiert, nachbestrahlt und zytostatisch behandelt wurde (Studie B) (6). Die Gruppe IIIc (10 Patienten) wurde in einer Pilotstudie prä- und postoperativ bestrahlt (Studie C) (5).

Daneben wurden die Rezidivtumoren von 16 Patienten und 4 inoperable Tumoren in einer Phase-II-Chemotherapiestudie evaluiert (Studie D (4). Bis auf die 4 Patienten mit tief lokalisierten inoperablen Tumoren wurde bei allen Fällen die Diagnose histologisch verifiziert, und die folgenden Selektionskriterien wurden erfüllt:

- Alle hatten undifferenzierte Astrozytome, gemischtzellige Gliome oder Gliosarkome Grad III und IV nach Kernohan, wobei alle histopathologischen Schnitte vom gleichen Pathologen (Zimmermann) gradiert wurden.
- Die Tumoren waren ausnahmslos supratentoriell lokalisiert.
- Alle Patienten überstanden die Operation ohne schwere Komplikationen und hatten eine Lebenserwartung von mehr als 8 Wochen.
- Es bestanden keine anderen schweren Krankheiten, und alle hatten eine normale Knochenmark-, Leber- und Nierenfunktion.

Die wichtigsten klinischen Daten der drei Gruppen sind in den Tabellen 4 und 5 zusammengefaßt.

Tabelle 4. Klinische Daten der Gruppen I und II

Klinische Daten	Gruppe I a	Gruppe I b	Gruppe II
Anzahl Patienten	14	32	20
Alter (Jahren)	11–73	9–72	19–69
Altersdurchschnitt	52,8	46,5	48,4
Anamnese > 1 Jahr	4	5	1
Anamnese < 1 Jahr	10	27	19
Tumorgrad (III:IV)	2:12	11:21	8:12
Totalresektion	5	8	5
Teilresektion	9	19	14
Biopsie	–	5	1
Radiotherapie	–	Tumorvolumen	Ganzhirn + Tumor
Chemotherapie	–	–	CCNU + PCB + BLM [a]

[a] CCNU: Chloroethyl-cyclohexyl-nitrosourea; PCB: Procarbazin; BLM: Bleomycin

Tabelle 5. Klinische Daten der Gruppe III

Klinische Daten	Gruppe III a	Gruppe III b	Gruppe III c
Anzahl Patienten	16	15	10
Alter (Jahren)	29–66	25–69	25–71
Altersdurchschnitt	50,5	48,3	53,4
Anamnese > 1 Jahr	1	4	–
Anamnese < 1 Jahr	15	11	10
Tumorgrad (III:IV)	7:9	8:7	0:10
Totalresektion	11	11	5
Teilresektion	5	4	5
Radiotherapie	Ganzhirn + Tumor	Ganzhirn + Tumor	Ganzhirn + Tumor
Chemotherapie	–	VM 26 [a] + CCNU	VM 26 + CCNU

[a] VM 26: Epipodophyllotoxinderivat VM 26

2. Verlaufskontrollen

Die retrospektiven Fälle wurden nach den Krankengeschichten der Poliklinik und durch einen an die Familie oder die Hausärzte gesandten Fragebogen evaluiert. Die prospektiv behandelten Patienten wurden durch den Autor alle 4–8 Wochen ambulant kontrolliert. Neben dem neurologischen Status wurde auch der funktionelle Zustand entsprechend den in Tabelle 6 zusammengefaßten Kriterien geprüft und dokumentiert. Ein Hirnszintigramm resp. ab Frühjahr 1977 ein Computertomogramm des Schädels wurde routinemäßig nach der Strahlentherapie und anschließend alle 6 Monate gemacht. Ferner wurden diese Untersuchungen individuell verschieden anläßlich einer klinischen Verschlechterung zum Nachweis oder Ausschluß eines Rezidivs wiederholt.

Tabelle 6. Einteilungskriterien des funktionellen Zustandes

Funktionelle Kriterien	Grad
100 % arbeitsfähig	0
Teilweise arbeitsfähig	1
Nicht arbeitsfähig aber selbständig	2
Teilweise selbständig, über 50 % im Bett	3
100% bettlägerig und pflegebedürftig	4

Die Fragestellungen, Therapieprotokolle und Resultate der 4 Studien werden im folgenden nach Studien getrennt besprochen.

3. Studie A

Mit dieser Studie wollten wir untersuchen, ob eine Kombination der postoperativen Radiotherapie mit CCNU, Procarbazin und Bleomycin die Wirkung der Bestrahlung verstärkt (3).

a) Klinisches Material und Methode

Die Studie A umfaßt die Gruppe Ib und II, welche nach dem in Abb. 1 angegebenen Therapieschema behandelt wurden. Gruppe Ib wurde nur operiert und nachbestrahlt, wobei die postoperative Radiotherapie in einer Bestrahlung des Tumorvolumens mit Elektronen von 25–35 MeV bis zu einer Gesamtdosis von 60–64 Gy bestand. Die Gruppe II wurde im Rah-

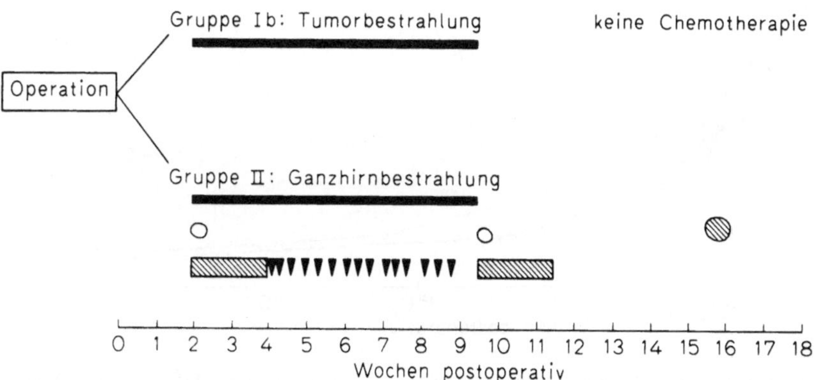

Abb. 1. Therapieschema der Gruppen Ib und II. ○ CCNU 75 mg/m² p.o., ⊘ CCNU 130 mg/m² p.o. alle 6–8 Wochen, ▧ Procarbazin 100 mg/m²/tgl. p.o. für 2 Wochen, ▲ Bleomycin 15 mg i.m.

men einer prospektiven Studie nach der Operation mit kombinierter Radio- und Chemotherapie behandelt. Die postoperative Bestrahlung bestand aus einer Ganzhirnbestrahlung in 2–4 Feldern mit Kobalt 60 bis zu einer Gesamtdosis von 50 Gy, anschließend wurde das Tumorvolumen am Betatron noch bis zwischen 64 und 68 Gy aufgesättigt. Während der Radiotherapie erhielten die Patienten eine zytostatische Behandlung mit CCNU, Procarbazin und Bleomycin und anschließend eine adjuvante Chemotherapie mit CCNU 130 mg/m² alle 6–8 Wochen. Steroide wurden prä- und postoperativ als Hirnödemprophylaxe für 10–14 Tage gegeben und als Therapie des Rezidivs. Gruppe Ib, welche gleich selektioniert und in bezug auf prognostische Faktoren mit Gruppe II vergleichbar ist, wurde als Kontrollgruppe verwendet, wobei die postoperative Überlebenszeit als Parameter gemessen wurde, um die Wirkung der Chemotherapie zu bestimmen.

b) Resultate

Die Überlebenskurven der beiden Gruppen wurden durch Computeranalyse nach der Methode von Kaplan u. Meyer (2) errechnet und sind in Abb. 2 dargestellt. Die mediane Überlebenszeit war 56 Wochen für die Gruppe II und 51 Wochen für die Gruppe Ib. Der Unterschied zwischen den beiden Gruppen ist statistisch nicht signifikant. Damit ist erwiesen, daß die von uns verwendete Chemotherapie keine Verstärkung der postoperativen Radiotherapie bewirkt hat.

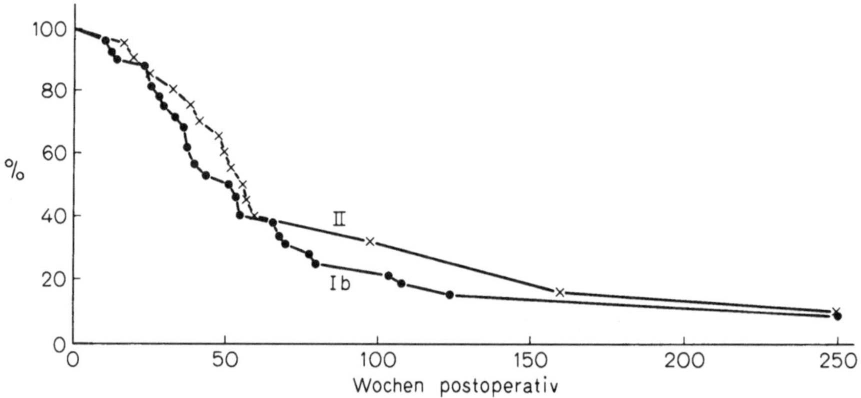

Abb. 2. Durch Computeranalyse nach Kaplan-Meyer errechnete Überlebenswahrscheinlichkeit der Gruppe Ib (Operation und Radiotherapie) und der Gruppe II (Operation, Radiotherapie und CCNU, Procarbazin plus Bleomycin)

4. Studie B

Mit dieser Studie wollten wir untersuchen, ob eine adjuvante Chemotherapie mit VM 26 und CCNU nach der Radiotherapie das progressionsfreie Intervall verlängert (6).

a) Klinisches Material und Methode

Die Studie B umfaßt die Gruppen IIIa und IIIb, welche in einer prospektiven, randomisierten, kontrollierten Studie nach dem in Abb. 3 angegebenen Therapieschema behandelt wurden. Nach der Operation erhielten alle

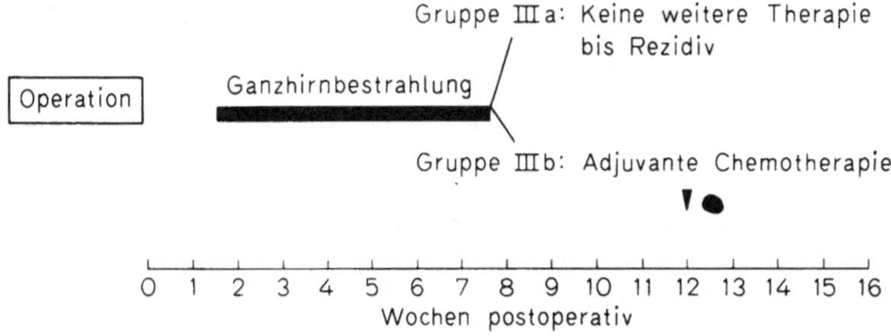

Abb. 3. Therapieschema der Gruppen IIIa und IIIb. ▲ VM 26 120 mg/m² als Kurzinfusion am Tag 1; ● CCNU 80 mg/m² p.o. am Tag 2. Eine Chemotherapiekur alle 4 Wochen bis 1 Jahr postoperativ

Patienten eine Ganzhirnbestrahlung wie die Gruppe II und mußten nach Ende der Radiotherapie ohne Steroide ein rezidivfreies Intervall von mindestens 4 Wochen aufweisen. Gruppe IIIb erhielt dann eine adjuvante Chemotherapie, bestehend aus VM 26 120 mg/m² i.v. am Tag 1 und CCNU 80 mg/m² per os am Tag 2 alle 4 Wochen. Gruppe IIIa hatte keine weitere Behandlung und wurde als Kontrollgruppe verwendet. Das progressionsfreie Intervall von der Operation bis zum Rezidiv wurde als Parameter genommen, um die Wirkung der adjuvanten Chemotherapie zu messen.

b) Resultate

Die durch Computeranalyse nach Kaplan u. Meyer errechneten progressionsfreien Intervalle der Patienten der Gruppen IIIa und b sind in Abb. 4 dargestellt. Das mediane progressionsfreie Intervall betrug 65,5 Wochen für die Gruppe IIIb und 40 Wochen für die Gruppe IIIa. Der Unterschied ist statistisch nicht signifikant (p = 0,308). Auch im funktionellen Zustand der beiden Gruppen bestand kein signifikanter Unterschied. Die von uns verwendete adjuvante Chemotherapie erbrachte also keine Verbesserung gegenüber der alleinigen Nachbestrahlung in bezug auf das progressionsfreie Intervall.

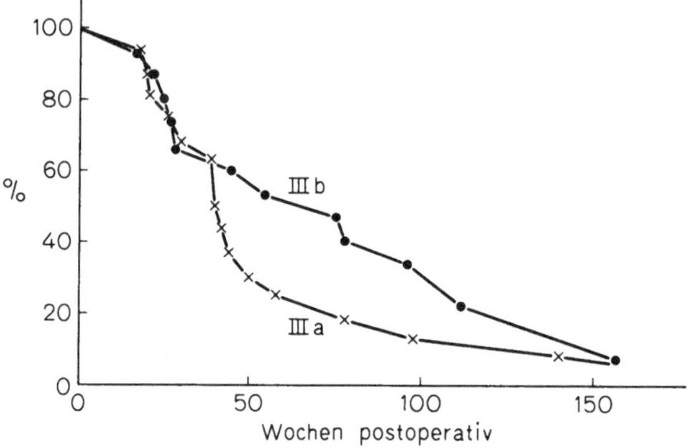

Abb. 4. Durch Computeranalyse nach Kaplan-Meyer errechnete Wahrscheinlichkeit des progressionsfreien Intervalls der Gruppe IIIa (Operation und Radiotherapie) und der Gruppe IIIb (Operation, Radiotherapie und VM 26 plus CCNU)

5. Studie C

Die Studie C ist eine Pilotstudie, mit der wir untersuchen wollten, ob durch eine Vorbehandlung mit Radio- und Chemotherapie eine sicherere und radikalere Exstirpation des Tumors möglich wurde (5). Ferner wollten wir die Wirksamkeit einer komplexen multimodalen Therapie gegenüber der einfachen chirurgischen Resektion evaluieren.

a) Klinisches Material und Methode

Diese Studie umfaßt die Gruppen Ia und IIIb. Bei den Patienten der Gruppe IIIc, deren Therapieschema in Abb. 5 dargestellt ist, konnte schon präoperativ radiologisch wegen der typischen pathologischen Vaskularisation die Diagnose eines Glioblastoma multiforme gestellt werden. Diese Patienten wurden vor der Operation mit 30–40 Gy Ganzhirnbestrahlung vorbehandelt, 5 davon noch zusätzlich mit VM 26 und CCNU. Nach der chrirugischen Resektion erfolgte noch eine Nachbestrahlung mit 25–40 Gy und in 5 Patienten eine adjuvante Chemotherapie mit VM 26 und CCNU wie bei der Gruppe IIIb. Die Gruppe Ia, die nur chirurgisch behandelt worden war und die Patienten mit den gleich schlechten prognostischen Faktoren wie Gruppe IIIc umfaßt, wurde als Kontrollgruppe verwendet, wobei die Überlebenszeit als Parameter gemessen wurde.

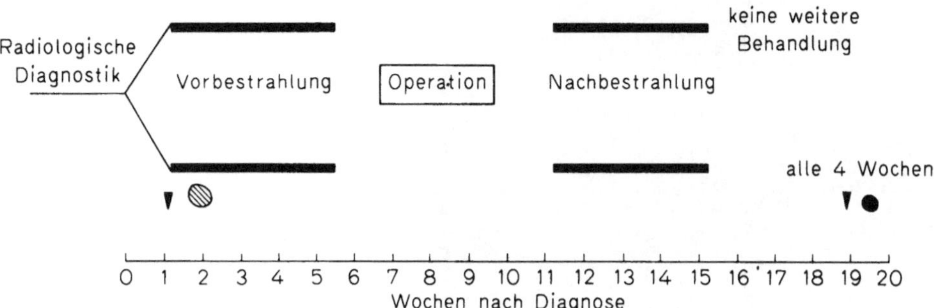

Abb. 5. Therapieschema der Gruppe IIIc. ▲ VM 26 120 mg/m^2 i.v. am Tag 1; ⊘ CCNU 120 mg/m^2 p.o. am Tag 2; ● CCNU 80 mg/m^2 p.o. am Tag 2

b) Resultate

Nach der Vorbestrahlung und Vorbehandlung mit Chemotherapie wurden alle Patienten der Gruppe IIIc wieder computertomographisch und angiographisch untersucht, um den Effekt der präoperativen Behandlung zu evaluieren. Tumorgröße, zentrale Nekrose, die Mittellinienverschiebung im Angiogramm und das Ausmaß der pathologischen Vaskularisation wurden als Parameter gemessen und sind in Tabelle 7 zusammengestellt. Wie daraus ersichtlich ist, zeigte der Patient Nr. 7 eine eindrückliche Regression (Abb. 6), die Tumoren der übrigen Fälle blieben jedoch stationär oder nahmen unter der Therapie zu. Dagegen war eine Reduktion der Tumorvaskularisation der eindrücklichste und konstanteste Befund der Vorbestrahlung. Radiologisch konnte eine Abnahme der pathologischen Gefäße in der Hälfte der Patienten nachgewiesen werden (Tabelle 7), und histologisch fanden sich Nekrosen der Gefäße bei allen Fällen. Obwohl im peritumoralen Hirngewebe nach der Vorbehandlung histologisch keine Gliomzellen nachweisbar waren, rezidivierten die meisten Patienten in den ersten Monaten nach der Operation, und nach einem Jahr zeigte die Überlebenskurve nach Kaplan u. Meyer keinen Unterschied gegenüber den Patienten der Gruppe Ia, die nur operiert worden waren und keine Nachbehandlung erhalten hatten (Abb. 7).

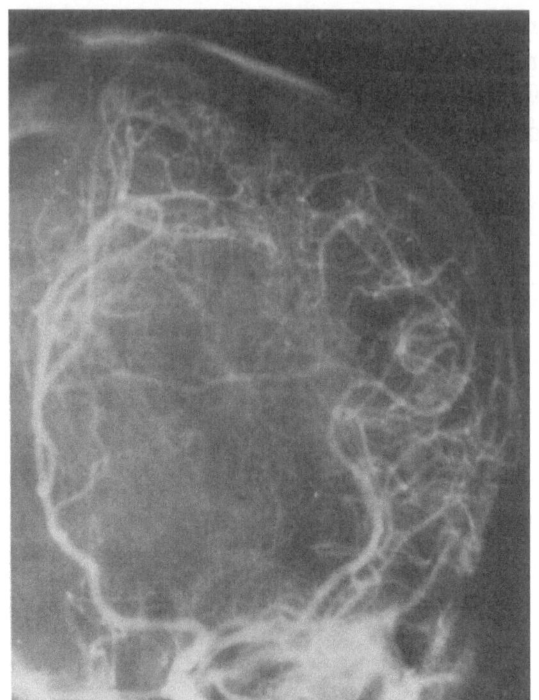

a

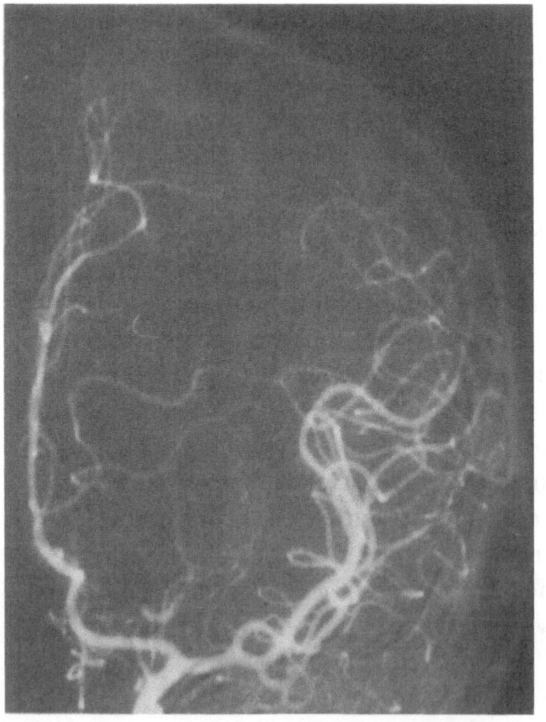

b

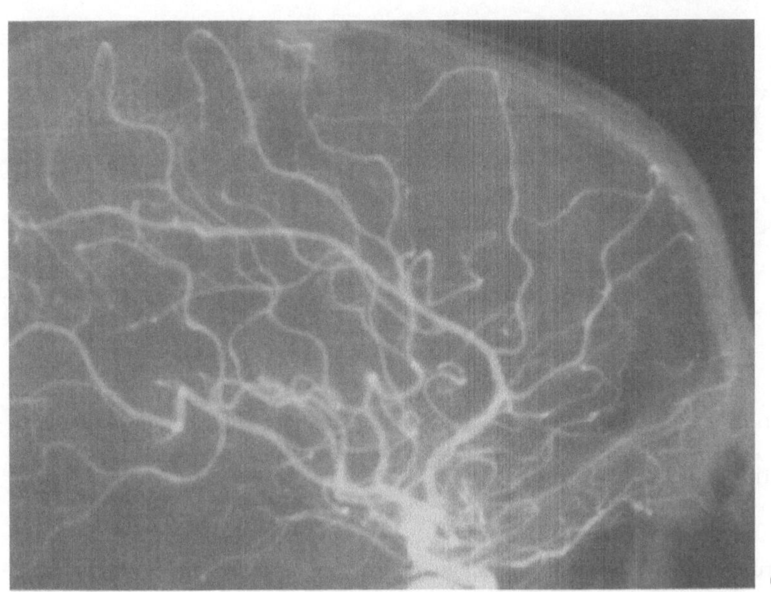
c

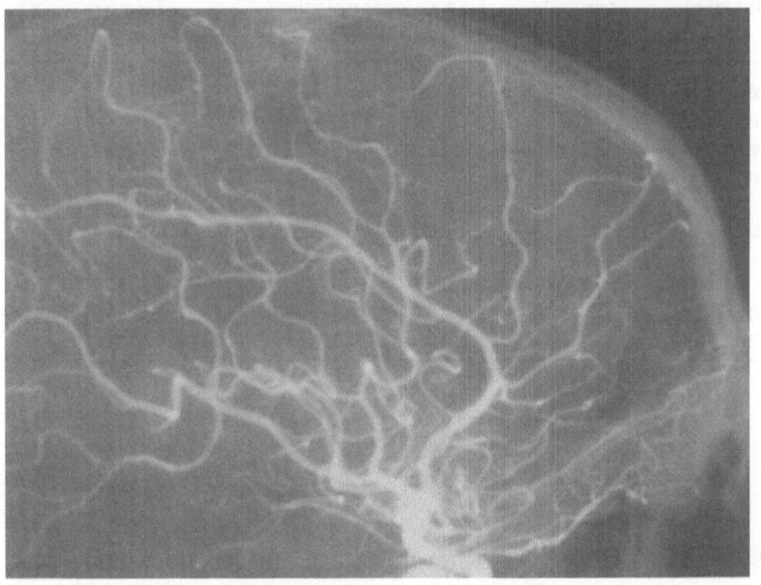
d

Abb. 6a–d. Karotisangiographie a.-p. (**a, b**) und laterale Ansicht (**c, d**) von Patient Nr. 7 vor und nach einer Kur mit VM 26/CCNU und Vorbestrahlung mit 35 Gy

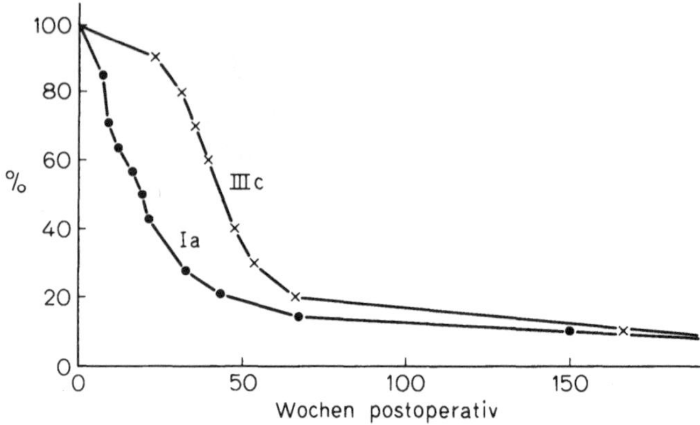

Abb. 7. Durch Computeranalyse nach Kaplan-Meyer errechnete Überlebenswahrscheinlichkeit der Gruppe Ia (Operation ohne Nachbehandlung) und der Gruppe IIIc (Vorbestrahlung, Operation, Nachbestrahlung)

Tabelle 7. Änderungen der neuroradiologischen Tumorparameter nach der Vorbehandlung

Fall-Nr.	Tumorgröße	Zentrale Nekrose	Angiographische Mittellinienverschiebung	Tumor-vaskularisation
1	idem	↑	idem	↑
2	idem	idem	idem	↓
3	idem	↑	idem	idem
4	idem	idem	idem	↓
5	↑	↑	↑	idem
6	idem	idem	idem	idem
7	↓	↓	↓	↓
8	↑	↑	↑	↑
9	idem	↑	idem	idem
10	idem	↑	idem	↓

6. Studie D

Die Studie D ist eine Phase-II-Chemotherapiestudie, in der die Remissionsrate und die mittlere Dauer der Remission der Kombination VM 26/CCNU evaluiert wurde (4).

a) Klinisches Material und Methode

In der Studie D wurden 16 Patienten mit Rezidiven, vorwiegend Fälle aus der Gruppe IIIa, und 4 Patienten mit inoperablen, histologisch nicht verifizierten, radiologisch jedoch eindeutigen undifferenzierten Astrozytomen behandelt. Die Chemotherapie bestand aus VM 26 120 mg/m^2 i.v. am Tag 1 und am Tag 2 CCNU 120 mg/m^2 per os in der ersten, 100 mg/m^2 in der zweiten und 80 mg/m^2 in den folgenden Kuren. Das Intervall zwischen den Kuren betrug 4 Wochen. Die gleichzeitig verabreichte Steroiddosis war standardisiert und genau kontrolliert. Die Wirkung dieser Behandlung wurde mit den in Tabelle 3 beschriebenen Parametern gemessen.

b) Resultate

Von den 20 Patienten zeigten 9 eine partielle und 2 eine vollständige Remission, was einer Remissionsrate von 55% entspricht. Die mittlere Dauer der Remission betrug 8 Monate. Die Chemotherapie wurde gut ertragen und zeigte nur eine mäßige hämatologische Toxizität.

V. Behandlung mit Kortikosteroiden

Die Kortikosteroide wurden primär durch Ingraham et al. (10) zur Prophylaxe der postoperativen Hypophyseninsuffizienz in die Neurochirurgie eingeführt, wobei der günstige Effekt auf das postoperative Hirnödem entdeckt wurde. Kofman et al. (12) versuchten bei Patienten mit Mammakarzinomen mittels hoher Dosen von Prednisolon durch Subpression der Nebennieren eine Tumorregression zu erreichen, wobei verschiedene Patienten mit Hirnmetastasen überraschenderweise eine Besserung der neurologischen Symptomatik zeigten. Galicich et al. (6) bestätigten dann mit Dexamethason die spezifische Wirkung der Kortikosteroide beim peritumoralen Hirnödem. Dagegen ist eine antineoplastische Wirkung immer noch kontrovers, obwohl klinische Beobachtungen und überraschende Krankheitsverläufe immer wieder auf eine solche schließen lassen.

1. Theoretische Grundlagen

a) Antiödematöse Wirkung

Der Effekt von Steroiden beim Hirnödem ist gut dokumentiert, aber der genaue Wirkungsmechanismus ist noch unklar. Das peritumorale Ödem bei malignen Hirntumoren ist vorwiegend vasogen bedingt durch eine erhöhte Permeabilität der Blutgefäße und nur zum kleinen Teil zytotoxisch durch Schwellung der zellulären Elemente. Long (16) wies elektronenmikroskopisch nach, daß die erhöhte Permeabilität auf Lücken und Unregelmäßigkeiten in den sonst dichten Verbindungen der Endothelzellen der Tumorkapillaren beruht, wodurch es zum Austritt von eiweißhaltiger Flüssigkeit in den Extrazellulärraum des Tumors und des peritumoralen Marklagers kommt. Ausman et al. (1) konnten diese erhöhte Permeabilität in einem Tiermodell mit radioaktivem Inulin funktionell bestätigen. Diese hochmolekulare, wasserlösliche Substanz kann normalerweise die Blut-Hirn-Schranke nicht durchdringen, während sie im Tumor in einem erweiterten extrazellulären Raum nachgewiesen werden kann und durch Diffusion auch ins peritumorale Hirngewebe gelangt, welches durch diese vermehrte Diffusion auch einen erhöhten Gehalt an Wasser und Natrium aufweist

(23). Ferner führt die Diffusionsstörung zu einer verminderten Sauerstoffversorgung des Gewebes, was eine Steigerung der anaeroben Glykolyse mit Vermehrung der Milchsäure und eine zunehmende Gewebsazidose zur Folge hat (23). Durch eine länger dauernde Azidose kommt es zu einer Vasodilatation und Störung der Autoregulation, so daß die lokale Durchblutung vom Gewebsdruck abhängig wird (24). Da dieser durch die vermehrte extrazelluläre Flüssigkeit erhöht ist, wird die peritumorale Blutversorgung durch Gefäßkompression vermindert und die Sauerstoffversorgung des Gewebes noch mehr beeinträchtigt (24), so daß schließlich durch einen Circulus vitiosus das ganze Hirn ergriffen werden kann.

Durch Kortikosteroide wird diese Kausalkette wieder rückgängig gemacht. Die regionale Autoregulation und Durchblutung wird normalisiert (24), was eine rasche Rückbildung der neurologischen Ausfälle bewirken kann. Die Anreicherung von peritumoraler Gewebeflüssigkeit wird vermindert (35) und der erhöhte Natriumgehalt gesenkt (23, 35). Auch elektronenmikroskopisch konnten Long et al. (17) nach Steroidbehandlung eine Verkleinerung des extrazellulären Raumes und eine Verminderung der Schwellung von Astrozyten, Myelinscheiden und Axonen nachweisen. Kullberg (14) fand mittels kontinuierlicher intraventrikulärer Liquordruckmessung, daß durch die Verminderung des peritumoralen Ödems durch Steroide sekundär auch der allgemeine Hirndruck gesenkt wird. Dagegen scheint die Liquorproduktion durch Steroide bei Primaten nicht beeinflußt zu werden (18).

Der exakte molekularbiologische Wirkungsmechanismus von Kortikosteroiden ist noch unklar. Da sich radioaktiv markiertes Dexamethason vor allem in den Randzonen des Tumors und im peritumoralen Marklager anreichert, muß der hauptsächliche Wirkungsort in diesem Bereich angenommen werden (35). Am wahrscheinlichsten ist die Hypothese, daß durch Kortikosteroide die Membranen und Membranverbindungen der Zellen stabilisiert werden, so daß die Permeabilität der Blut-Hirn-Schranke wieder kleiner wird, die Natrium- und Kaliumtransportmechanismen durch die Zellmembran verbessert werden und die Diffusion von lysosomalen Enzymen vermindert wird (26, 35).

b) Antineoplastische Wirkung

Die rasche Besserung durch eine Steroidbehandlung resp. die ebenso rasch wieder auftretende Verschlechterung nach Absetzen der Therapie sprechen dafür, daß die Hauptwirkung dieser Medikamente die Ödembehandlung ist. Daneben ist jedoch in klinischen Einzelfällen aufgefallen, daß durch Steroide manchmal eine Monate bis Jahre dauernde Stabilisierung eines malignen Hirntumors bewirkt werden kann. Dadurch wird die Frage aufgeworfen, ob die Steroide neben der antiödematösen Wirkung auch noch eine antineoplastische Wirkungskomponente aufweisen.

In retrospektiven, unkontrollierten Untersuchungen fanden Stage u. Stein (28) bei bestrahlten Patienten mit und ohne gleichzeitige Steroidbehandlung keinen Unterschied in den Überlebenszeiten und Wilson (32) bei zytostatisch behandelten Patienten mit und ohne Steroide gleiche Remissionsraten. In einer randomisierten, prospektiven Studie der amerikanischen "Brain tumor study group", welche hohe Dosen von Methylprednisolon intermittierend alle vier Wochen verwendete, konnte auch keine Verlängerung der Überlebenszeiten gegenüber den Kontrollen nachgewiesen werden (29). Während diese wenigen klinischen Untersuchungen keine gültige Schlußfolgerung erlauben, sprechen die experimentellen Resultate eher für eine gewisse antineoplastische Wirkung. Brzustowicz et al. (2) wiesen nach, daß Cortison das Gewicht und die Größe von subkutan in Mäuse transplantierten Ependymomen verminderte. Kotsilimbas et al. (13) fanden bei Mäusen mit intrazerebralen Melanomen durch Dexamethason eine Lebensverlängerung von 25% und eine Reduktion des Tumorgewichtes, jedoch nur eine mäßige Verminderung des umgebenden Hirnödems. Wright et al. (34) konnten mit Methylprednisolon das Wachstum von subkutanen Ependymomen in Mäusen verlangsamen und von subkutanen Astrozytomen in Ratten verhindern. Bei Ratten mit intrazerebralen Gliomen, welche ebenfalls mit Methylprednisolon behandelt wurden, fanden Gurcay et al. (9) eine deutliche Lebensverlängerung, verglichen mit unbehandelten Tieren, und eine Verkleinerung des Tumorgewichtes. Shapiro und Posner (26) konnten diese Resultate mit Dexamethason bei intrazerebralen Ependymoblastomen von Mäusen bestätigen. Ferner konnten sie nachweisen, daß radioaktiv markiertes Thymidin bei behandelten Tieren verlangsamt in die Tumor-DNS eingebaut wurde. Chen u. Mealey (5) und Sherbet et al. (27) fanden bei Zellkulturen von menschlichen Gliomen durch Methylprednisolon resp. Dexamethason ebenfalls eine starke Verminderung des Einbaus von radioaktiv markiertem Thymidin in die Tumor-DNS. Sie stellten ferner eine Zunahme der Generationszeit der mit Steroiden behandelten Zellen fest, eine Beobachtung, die Wilson et al. (33) auch in Experimenten mit Zellkulturen von Rattengliomen gemacht hatten. Auf der anderen Seite wuchsen in den Kulturen von Sherbet Zellen von Patienten, die vor der operativen Entnahme mit Dexamethason behandelt worden waren, schneller als diejenigen von unbehandelten Patienten! Ferner fanden Geran et al. (7) im Gegensatz zu Shapiro u. Posner bei intrazerebralen Ependymoblastomen von Mäusen mit verschiedenen Kortikosteroiden keine signifikante Lebensverlängerung.

Diese Resultate von Tierversuchen und Zellkulturen dürfen nur mit großem Vorbehalt auf die klinische Situation übertragen werden. Die in den Tierversuchen verwendeten Steroiddosen sind weit größer als die in der Klinik gebräuchlichen, und die Empfindlichkeit auf Steroide ist von Spezies zu Spezies verschieden, wobei Menschen viel resistenter sind als z.B. Mäuse (26). Auch Zellkulturen haben nur eine relative Aussagekraft, da das Wachstum und das Verhalten in vitro sehr verschieden sein kann zum Wachstum in vivo. Eine gültige Aussage über die antineoplastische Wirkung von Kortikosteroiden kann bei dem heutigen Stand der Forschung nicht gemacht werden. Eine spezifische zytotoxische Wirksamkeit ist nach den klinischen Erfahrungen unwahrscheinlich, dagegen sprechen die experimentellen Untersuchungen dafür, daß Gliome Steroidrezeptoren besitzen und auf diese Medikamente empfindlich sind, wobei die Wirkung wahrscheinlich in einer Wachstumsverlangsamung durch Verlängerung der Generationszeit beruht.

2. Praktische Anwendung

a) Medikamente und Dosierung

In den ersten Arbeiten über die Behandlung des Hirnödems mit Steroiden verwendeten Galicich et al. (6) wegen seiner ausgesprochenen glukokortikoiden Wirksamkeit und fehlenden mineralokortikoiden Wirkung Dexamethason, das deswegen das meist gebrauchte Medikament ist. Die anderen Kortikosteroide sind jedoch gleich wirksam, vorausgesetzt daß äquivalente Dosen gebraucht werden. Die von Galicich et al. (6) angegebene Dosierung von 4 mg Dexamethason 6stündlich genügt zur Kontrolle des Hirnödems initial bei den meisten Fällen, der Bedarf ist jedoch individuell verschieden, insbesondere für die Erhaltungsdosis, und sollte deshalb bei jedem Patienten ausgetestet werden. Bei Fällen, die auf die üblichen Dosen nicht mehr ansprechen, erreichten Renaudin et al. (22) mit 36–96 mg Decadron pro Tag und Lieberman et al. (15) mit 200–2000 mg Methylprednisolon pro Tag noch erstaunliche Besserungen. Lieberman stellte dabei fest, daß mit höheren Dosen als 1000 mg Methylprednisolon pro Tag kein zusätzlicher Effekt mehr erreicht werden kann. Bei uns hat sich für eine Langzeitbehandlung das folgende Vorgehen bewährt: Wenn sich die initiale Besserung der neurologischen Symptome mit einer hohen Dosis von 0,5 mg/kg Decadron oder 3 mg/kg Prednison stabilisiert hat, was meistens nach 3–5 Tagen der Fall ist, versuchen wir durch langsame, schrittweise Reduktion die kleinstmögliche Erhaltungsdosis zu bestimmen, welche individuell sehr unterschiedlich sein kann. Manchmal genügt eine erstaunlich kleine Dosis, wie z.B. 25 mg Prednison jeden 2. Tag. Bei der Bestimmung der individuellen Erhaltungsdosis ist zu berücksichtigen, daß die bei vielen Patienten gleichzeitig verabreichten Antiepileptika Diphenylhydantoin und Phenobarbital den Steroidbedarf erhöhen können, da beide

Medikamente durch Stimulierung der mikrosomalen Enzyme der Leber den Abbau der Kortikosteroide beschleunigen (4, 31).

Die Kortikosteroide können oral, intramuskulär oder intravenös gegeben werden. Bei schneller intravenöser Injektion wird beim Menschen die maximale Liquorkonzentration nach 90 min erreicht und fällt nachher wieder rasch ab (21). Die Serumhalbwertszeit nach intravenöse Gabe beträgt 4 Std (25), so daß eine Applikation in kürzeren Intervallen erforderlich ist, um eine genügende Gewebskonzentration zu erreichen. Beim akuten Hirnödem hat sich denn auch eine intravenöse Injektion alle 4–6 Std bewährt, wobei der Beginn der klinischen Besserung zwischen 8 und 24 Std nach Beginn der Therapie einsetzt.

Als Erhaltungstherapie genügt eine orale Gabe täglich oder zur Verminderung der Nebenwirkungen jeden zweiten Tag, was gut möglich ist, da nach Absetzen der Steroide die ödembedingten Symptome meistens erst mit einer Latenz von 24–48 Std wieder auftreten. Die Wirkung einer Erhaltungstherapie erschöpft sich meistens nach 3–6 Monaten, so daß eine Dosiserhöhung erforderlich wird. Durch schrittweises Erhöhen der Steroidmedikation können dann die Symptome noch für einige Zeit stationär gehalten werden, bis ein Punkt erreicht wird, wo die klinische Verschlechterung trotz erhöhter Dosis fortschreitet und die terminale Phase des Krankheitsverlaufes eingeleitet wird.

b) Indikationen

Die notfallmäßigen dekompressiven Operationen wegen akuter Dekompensation eines peritumoralen Hirnödems sind heute praktisch vollständig durch die Kortikosteroidbehandlung ersetzt worden. In Kombination mit Intubation, kontrollierter Beatmung und Mannitol als sofort wirksame Maßnahme kann mit massiven Steroiddosen, z.B. Prednison 100 mg intravenös alle 4–6 Std, praktisch immer eine drohende Einklemmung verhindert werden, sofern durch ein Schädelcomputertomogramm eine intratumorale Blutung als Ursache der akuten Verschlechterung ausgeschlossen werden konnte. Durch präoperative Behandlung des peritumoralen Ödems und die damit verbundene Senkung des Hirndruckes kann der Patient adäquat abgeklärt und selektiv unter optimalen Bedingungen operiert werden. Auch das früher so gefürchtete postoperative Hirnödem, welches wegen des Hirnprolapses oft nur durch Offenlassen der Dura und Weglassen des Knochendeckels behandelt werden konnte, ist durch eine prophylaktische präoperative Steroidbehandlung selten geworden. Die prä- und postoperative Steroidbehandlung ist die Hauptursache für die Senkung der Operationsmortalität von früher 21% auf die heutigen 2–3% (11).

Weitere Indikationen für eine befristete Steroidbehandlung sind die Komplikationen der Radiotherapie wie das strahlenbedingte Hirnödem, die früh nach der Bestrahlung auftretende, transiente Enzephalopathie und die mit Latenz auftretende Strahlennekrose, wobei bei diesen Krankheiten die klinische Besserung nicht immer so regelmäßig und prompt eintritt wie beim primären peritumoralen oder durch ein Rezidiv bedingten Ödem, was differentialdiagnostisch als Hinweis für eine sekundäre Strahlenreaktion verwertet werden kann. Noch ungeklärt ist die Frage, ob durch Kombination der Radiotherapie mit Steroiden die Strahlenschäden vermindert oder verhütet werden. Während Burger et al. (3) in einer pathologischen Studie Strahlennekrosen nur bei Patienten feststellte, die ohne gleichzeitige Steroidbehandlung bestrahlt worden waren, konnte Martins et al. (19) experimentell bei Affen durch hohe Steroiddosen keine protektive Wirkung gegen Strahlenschäden nachweisen.

Inoperable oder rezidivierende Tumoren stellen die wichtigste Indikation für eine palliative Langzeitbehandlung dar. Wie schon früher erwähnt, kann manchmal nach Besserung der ödembedingten Symptome dieser Zustand mit kleinen Erhaltungsdosen für Monate stationär gehalten werden. Nach unseren Erfahrungen war dieses durch Steroide verursachte stationäre Intervall oft länger als das progressionsfreie Intervall nach der Operation und Strahlentherapie!

c) Therapieeffekte

Die als Folge der Steroidbehandlung feststellbare klinische Besserung mit Aufhellung des Bewußtseins und Regression der fokalen neurologischen Symptome kann auch radiologisch dokumentiert werden. Marty u. Cain (20) wiesen nach, daß Steroide eine Reduktion der Anreicherung im Szintigramm bewirken können. Die Verkleinerung der Raumforderung durch Regression des peritumoralen Ödems ist auch angiographisch faßbar (30). Im Computertomogramm des Schädels können Steroide eine Verminderung der peritumoralen hypodensen Zone und eine Abschwächung des Kontrastenhancement des Tumors bewirken (8). Die erste computertomographische Untersuchung sollte deshalb immer vor Beginn der Steroidbehandlung gemacht werden. Ferner wird ersichtlich, wie problematisch es ist, die Wirkung der Radiotherapie oder Chemotherapie bei gleichzeitiger Steroidbehandlung zu evaluieren, da alle zur Beurteilung verwendeten Parameter durch Steroide allein beeinflußt werden können. Eine klinische oder radiologische Verlaufskontrolle zur Beurteilung des Therapieeffektes ist deswegen nur unter gleichen oder abnehmenden Steroiddosen aussagekräftig.

d) Nebenwirkungen

Für die Vorteile einer Steroidbehandlung müssen eine Reihe von wohlbekannten Nebenwirkungen in Kauf genommen werden (25). Die häufigsten sind die gastrointestinalen Komplikationen. Die von vielen Patienten angegebenen gastritischen Beschwerden können meistens mit gleichzeitiger Antazida- oder Milcheinnahme behoben werden. Die am meisten gefürchtete akute gastrointestinale Blutung unter Steroiden ist zum Glück selten und kommt praktisch nur bei schwer kranken, komatösen Patienten vor oder bei solchen, die bereits eine Ulkusanamnese aufweisen.

Eine weitere häufige Komplikation ist die Verstärkung eines bestehenden oder die Aktivierung eines latenten Diabetes mellitus. Da eine unter Steroiden aufgetretene Glukosurie nach Absetzen der Behandlung praktisch immer wieder spontan zurückgeht und ein verstärkter Diabetes mit entsprechend vermehrten Insulingaben kontrolliert werden kann, sollte wegen dieser Komplikation nicht auf die vitaleren Vorteile einer Steroidbehandlung verzichtet werden.

Trotz der hochdosierten prä- und postoperativen Behandlung sind Wundheilungsstörungen nicht häufiger, und Infektionen treten meistens nur in Kombination mit einer durch die gleichzeitige Radio- oder Chemotherapie bedingten Leukopenie vermehrt auf.

Bei einer Langzeittherapie tritt bei etwa der Hälfte der Patienten eine Myopathie auf, die in einer Schwäche der proximalen Muskeln zum Ausdruck kommt, so daß das Treppensteigen oder Aufstehen von einem Stuhl immer schwieriger wird. Eine vorbestehende Behinderung durch eine Parese kann dadurch so verstärkt werden, daß die Gehfähigkeit allmählich immer mehr eingeschränkt wird. Als weitere Komplikation einer Langzeittherapie kann sich eine allgemeine Osteoporose entwickeln. Bei einem Sturz infolge eines epileptischen Anfalles oder einer motorischen Behinderung kann es dann leicht zu einer Fraktur kommen. Sowohl die Myopathie als auch die Osteoporose sind therapeutisch schwierig beeinflußbar, da eine Reduktion oder das Absetzen der Steroide ohne gleichzeitige neurologische Verschlechterung nicht möglich ist.

VI. Chirurgische Behandlung

1. Primäre Operation

Die primäre Operation hat drei Aufgaben zu erfüllen, nämlich die Verminderung des intrakraniellen Druckes, die histologische Bestätigung der Diagnose und die größtmögliche Reduktion der Tumormasse.

Bei offener Exploration des Tumors ist die histologische Diagnose zuverlässiger als bei einer Nadelbiopsie, da Tumorstücke aus verschiedenen Teilen der Geschwulst untersucht werden können und damit für den ganzen Tumor repräsentativer sind. Wenn jedoch wegen einer tiefen Lokalisation in funktionell hochwertigem Gewebe eine offene Exploration nicht möglich ist, leistet die Nadelbiopsie gute Dienste, wobei mit stereotaktischer Technik die Risiken kleiner sind und mit Hilfe der Computertomographie die Treffsicherheit erhöht werden kann (2, 8, 13). Bei eindeutigen klinischen und CT-Befunden sowie dem angiographischen Nachweis der charakteristischen pathologischen Vaskularisation des Glioblastoma multiforme darf nach unseren Erfahrungen (12) eine Therapie auch ohne histologische Verifikation der Diagnose eingeleitet werden.

Eine gute Dekompression der intrakraniellen Strukturen ist bei Vorhandensein einer großen Raumforderung mit stark erhöhtem Hirndruck wichtig, weil damit die durch die sekundäre Ischämie bedingten Symptome rasch gebessert werden, was sich wiederum positiv auf den funktionellen Zustand des Patienten auswirkt. Obwohl dieser Effekt auch durch „chemische Dekompression" mittels Kortikosteroiden erreicht werden kann, erspart die chirurgische Dekompression dem Patienten die Nebenwirkungen, die mit einer hochdosierten Langzeitbehandlung verbunden sind, da nach erfolgreicher chirurgischer Dekompression die Steroide 1–2 Wochen nach der Operation in der Regel abgesetzt werden können. Auch der Verlauf während der Strahlentherapie ist nach unseren Erfahrungen bei gut dekomprimierten Tumoren besser, was vor allem auf die Entfernung der radioresistenten, zentralen Masse aus nekrotischen und hypoxischen Zellen zurückzuführen ist.

Während die Vorteile einer guten inneren Dekompression zur raschen Besserung des funktionellen Zustandes und als Schaffung von optimalen Bedingungen für eine Radiotherapie unumstritten sind, wird die Bedeutung der Radikalität der Tumorresektion in bezug auf die mittlere Überlebenszeit und auf die Langzeitprognose unterschiedlich beurteilt. Da es sich bei den meisten Untersuchungen um retrospektive Studien handelt, ist ein Vergleich wegen der verschiedenen Selektionskriterien schwierig. In den meisten publizierten Arbeiten wurde der Entschluß für eine Biopsie und eine partielle oder eine totale Tumorresektion meistens durch Faktoren wie die Lokalisation des Tumors oder den Zustand des Patienten bestimmt und nicht durch Randomisation, so daß diese drei Gruppen mit unterschiedlicher chirurgischer Behandlung nur mit Vorbehalt verglichen werden dürfen. Verschiedene Resultate größerer Serien sind in Tabelle 8 zusammengestellt. In bezug auf die Frühprognose sind sich die Mehrzahl

Tabelle 8. Prognostische Bedeutung des Ausmaßes der Tumorresektion (Biopsie, partielle oder totale Tumorresektion)

Autoren	Frühprognose (mittlere Überlebenszeit)	Spätprognose (Langzeitüberlebende)
Netsky et al. (7)	Radikalere Operation besser	Kein Unterschied
Frankel u. German (4)	Radikalere Operation besser	Kein Unterschied
Roth u. Elvidge (9)	Radikalere Operation bis 6 Monate besser, dann kein Unterschied	Kein Unterschied
Taveras et al. (15)	Radikalere Operation besser als nur Biopsie	Kein Unterschied
Jelsma u. Bucy (6)	Totale Resektion am besten	Totale Resektion am besten
Weir (18)	Kein Unterschied	Kein Unterschied
EORTC (3)	Kein Unterschied	Kein Unterschied
Walker u. Strike (17)	Radikalere Operation besser	Radikalere Operation besser
Scanlon u. Taylor (10)	Kein Unterschied	Biopsie besser als radikalere Operation
Becker u. Seiler (1) Seiler (11)	Radikalere Operation besser	Kein Unterschied

der Autoren einig, daß eine radikalere Operation bessere Resultate zeigt als eine einfache Biopsie, dagegen scheint die Anzahl der Langzeitüberlebenden, d.h. der Patienten, die die Operation zwei oder mehr Jahre überleben, durch eine mehr oder weniger radikale Resektion nicht beeinflußt zu werden. Die Entfernung von Tumorgewebe in der Nähe funktionell wichtiger Zentren in der Absicht größtmöglicher Radikalität der Tumorexstirpation auf Kosten eines eventuell neuen oder verstärkten neurologischen Ausfalles ist daher nicht gerechtfertigt. Nach unseren Erfahrungen ist eine größtmögliche Reduktion der Tumormasse durch Entfernung vor allem der inneren nekrotischen Anteile inkl. möglicherweise vorhandener intratumoraler Hämatome oder Zysten anzustreben. Die peripheren soliden

Tumoranteile sollten nur dort im Gesunden so radikal als möglich entfernt werden, wo kein Risiko für einen Ausfall funktionell wichtiger Zentren besteht. Die Resektion von normalem Hirngewebe mittels einer Lobektomie für eine gute innere Dekompression sollte heute in der Aera der Steroidtherapie nicht mehr durchgeführt werden.

Da auch bei makroskopisch „radikaler" Operation wegen des diffus infiltrativen Wachstums immer mikroskopische Tumorreste zurückbleiben, sind die Möglichkeiten der chirurgischen Behandlung limitiert. Eine Diagnose im Frühstadium, die bei manchen Krebsarten eine Resektion im Gesunden und damit eine kurative chirurgische Behandlung ermöglicht, verbessert die Aussichten einer Operation auch nicht wesentlich, da die undifferenzierten Astrozytome beim Auftreten der ersten Symptome praktisch immer schon sehr ausgedehnt sind und prophylaktische CT-Untersuchungen von symptomlosen Patienten viel zu aufwendig wären. Ferner würde der Wert mancher Frühdiagnose dadurch eingeschränkt, daß der Prozeß, auch wenn er noch so klein wäre, je nach Lokalisation nicht immer radikal exstirpiert werden könnte, ohne gleichzeitig einen schweren neurologischen Ausfall zu verursachen. Auch die mikrochirurgische Operationstechnik, die bei den eingekapselten, benignen Tumoren der Schädelbasis auch an schwierig zugänglichen Lokalisationen neue chirurgische Möglichkeiten eröffnet hat, bietet bei den undifferenzierten Astrozytomen des Großhirns keine eindeutigen Vorteile. Die Vaporisation des Tumorbettes nach der Exstirpation eines undifferenzierten Astrozytmes mit einem CO_2-Laser scheint nach den Erfahrungen von Heppner (5) und Stula u. Gratzl (14) die Rezidivrate auch nicht signifikant zu senken und ändert auch nichts an der Prognose.

Nach Vorbehandlung mit Steroiden, genauer Lokalisation des Tumors mittels Computertomographie und Angiographie und mit sorgfältiger Operationstechnik sollte die chirurgische Resektion heute eine minimale Letalität und Morbidität und damit gute funktionelle Resultate ergeben. Eine Verminderung der Rezidivrate und eine Verbesserung der Überlebenszeiten ist jedoch von chirurgischen Mitteln allein nicht zu erwarten.

2. Operation nach Vorbehandlung

Da auch nach einer makroskopisch radikalen Operation im umgebenden Hirn mikroskopische Tumorreste zurückbleiben, ist das unausweichliche Rezidiv praktisch immer am gleichen Ort oder in der Nähe der alten Resektionsstelle lokalisiert. In der Annahme, daß die Radio- und die Chemotherapie mehr auf die peripheren, gut oxigenierten und mitotisch aktiveren als auf die zentralen, sterilen Zellen wirkt, stellt sich die Frage, ob durch eine Vorbehandlung der diffuse neoplastische Prozeß lokalisiert werden kann und damit günstigere Bedingungen für eine Resektion geschaffen werden. Unsere Erfahrungen mit der Studie C (12) konnten diese Annahme jedoch nicht bestätigen. Die enttäuschenden Resultate sind darauf zurückzuführen, daß die Gliomzellen nur schwach auf die Bestrahlung und auf die Chemotherapie ansprechen, weswegen durch die Vorbehandlung keine große lokalisierende Wirkung auf den neoplastischen Prozeß erreicht wird. Solange keine wirksamere Bestrahlung und zytostatische Behandlung zur Verfügung steht, bleibt die chirurgische Dekompression und Tumorreduktion die primäre therapeutische Maßnahme. Eine Ausnahme bilden einzig die mehr zentral lokalisierten, hypervaskularisierten Tumoren, bei denen das Operationsrisiko wegen der schwierigen Hämostase relativ hoch ist. Da in der Studie C eine Reduktion der Tumorvaskularisation der eindrücklichste und konstanteste Befund der Vorbestrahlung war, kann durch eine präoperative Bestrahlung dieser Tumoren versucht werden, die starke Vaskularisation zu vermindern und damit das Operationsrisiko zu senken.

3. Operation des Rezidivs

Das Problem der Reoperation stellt sich vor allem bei denjenigen Patienten, die sich nach der ersten Operation vollständig erholt hatten und nach einem längeren progressionsfreien Intervall wieder neue Symptome zeigen. Dabei muß zuerst mit Sicherheit feststehen, daß ein Rezidivtumor vorliegt, wie im Kap. III unter der Differentialdiagnose des Rezidivs bereits eingehend beschrieben wurde. Mit einem CT-Scan, der mit früheren Bildern nach der initialen Behandlung verglichen werden kann, sollte dies ambulant möglich sein. Wenn das Rezidiv klinisch und radiologisch eindeutig nachgewiesen ist, muß die Indikation für die Reoperation individuell verschieden beurteilt werden, wobei neben den medizinischen auch ethische und soziale Faktoren berücksichtigt werden müssen. Eine Reoperation bedingt, daß der Patient mit einer neuen Hospitalisation mit allen Konsequenzen wie erneuter Angiographie, Aufenthalt in der Intensivstation etc. belastet wird, während die Einleitung einer Dauertherapie mit Prednison, eventuell kombiniert mit einer Chemotherapie, ambulant ohne größeren Aufwand gemacht werden kann. Das Morbiditätsrisiko einer Zweitoperation ist größer als bei der ersten Operation, weil die Haut nach der Bestrahlung vermehrt Wundheilungsstörungen aufweist, die dann wiederum infektiöse Komplikationen zur Folge haben können. Ferner liegt der Rezidivtumor meistens etwas am Rande des primären Tumorbettes, was meistens eine etwas tiefere oder zentralere Lokalisation bedeutet, womit wiederum das Risiko eines neurologischen Ausfalles durch die Exstirpation ansteigt. Auch wenn die Reoperation erfolgreich verläuft, ist zu bedenken, daß die mittlere Überlebenszeit nach der alleinigen chirurgischen Resektion ohne Nachbestrahlung nur 14 Wochen beträgt, wie das die prospektive randomisierte Studie der amerikanischen BTSG gezeigt hat (16). Aus diesen Gründen sollte nach unserer Ansicht die Indikation für eine Reoperation eines Rezidivs nach früherer Resektion und Nachbestrahlung streng gestellt werden und nur in speziellen Situationen in Betracht gezogen werden. Das progressionsfreie Intervall nach der primären Operation sollte mindestens ein Jahr betragen (19) und der funktionelle Zustand des Patienten sollte vor allem noch gut sein, damit die Lebensverlängerung sinnvoll ist. Aus chirurgischer Sicht sind Tumoren günstig, die eine große Raumforderung wegen einer Zyste oder einer Blutung bewirken, weil in dieser Situation wie bei der primären Operation technisch einfach eine ausgiebe Dekompression des Gehirns und damit eine rasche Besserung des funktionellen Zustandes bewirkt werden kann.

VII. Strahlentherapie

1. Behandlungsergebnisse und Techniken

Da die chirurgische Behandlung zur Diagnosestellung, Dekompression und Tumorreduktion an erster Stelle der therapeutischen Maßnahmen steht, wird die Strahlentherapie vorwiegend postoperativ eingesetzt. Deswegen ist sie als alleinige Behandlungsmodalität schwierig beurteilbar, da nach unserem Wissen noch nie eine randomisierte Studie durchgeführt wurde, in welcher die Radiotherapie nach nur stereotaktischer Nadelbiopsie mit der Bestrahlung nach vorangegangener partieller oder totaler Resektion verglichen wurde. Nach unseren Erfahrungen mit der im Kap. IV beschriebenen Pilotstudie, in der die Patienten präoperativ bestrahlt wurden, wäre eine solche Studie wegen der auch mit hochdosierten Steroiden oft nur schwierig kontrollierbaren Hirndrucksteigerung wenig erfolgversprechend. Die Wirkung einer postoperativen Strahlentherapie dagegen ist gut bekannt. Das mittlere progressionsfreie Intervall nach Operation und Nachbestrahlung beträgt rund 6–9 Monate (Tabelle 17) und die mittlere Überlebenszeit 9–12 Monate (Tabelle 16). Auch die Indikation zur postoperativen Strahlentherapie ist heute nicht mehr umstritten. Eine retrospektive Sammelstatistik (116) mit 1258 Patienten, die wegen undifferenzierter Astrozytome operiert oder operiert und bestrahlt wurden, ergab eine Rate klinisch Geheilter von 0,6% (4/649) der allein operierten und von 4% (26/609) der operierten und bestrahlten Patienten. Auch in prospektiven Studien konnte bestätigt werden, daß die Strahlentherapie die wichtigste postoperative therapeutische Einzelmaßnahme darstellt und auf die Verlängerung der postoperativen Überlebenszeit einen signifikanten Einfluß nimmt (Tabellen 16 und 17).

Die Resultate einer kontrollierten, prospektiven und randomisierten Studie (130), bei der die Patienten zunächst mit 50 Gy und später mit 60 Gy eine Ganzhirnbestrahlung erhalten hatten, zeigen eine signifikante ($p = 0{,}001$) Verlängerung der mittleren Überlebenszeit der bestrahlten Patientengruppe (37 Wochen) gegenüber einer postoperativ nicht bestrahlten und nicht mit Chemotherapie behandelten Patientengruppe (17 Wochen). Die Verlängerung der mittleren Überlebenszeit steht in eindeutiger Beziehung zur applizierten Tumorgesamtdosis (131). Die mit 50 Gy bestrahlte Patientengruppe hat eine mittlere Überlebenszeit von 28 Wochen, die mit 55 Gy von 36 Wochen und die mit 60 Gy von 42 Wochen.

a) Behandlungsvolumen

Undifferenzierte Astrozytome haben meistens (109) eine über die Wahrnehmung ihrer Grenzen durch diagnostische und auch operative Maßnahmen hinausgehende Ausbreitung (28, 83, 89, 109), entweder durch direktes Infiltrieren oder durch intrazerebrale Absiedlung (15, 102). Die Wahl generöser Behandlungsvolumina, meistens die Ganzhirnbestrahlung für 80% und mehr der Gesamtdosis, ist deshalb ein anerkanntes und empfohlenes strahlentherapeutisches Konezpt (4, 16, 25, 28, 56, 77, 109, 110, 112, 115, 125), dem aber nicht von allen Autoren wegen der Notwendigkeit hoher Dosen und der möglichen Spätfolgen der Strahlentherapie zugestimmt wird (14, 59, 94, 113).

b) Dosierung

Die heute allgemein gebräuchlichen Bestrahlungstechniken verwenden die Hochvolttherapie mit Gammastrahlen des Kobalt 60, ultraharten Röntgenstrahlen und schnellen Elektronen. Mit unterschiedlichen Feldanordnungen

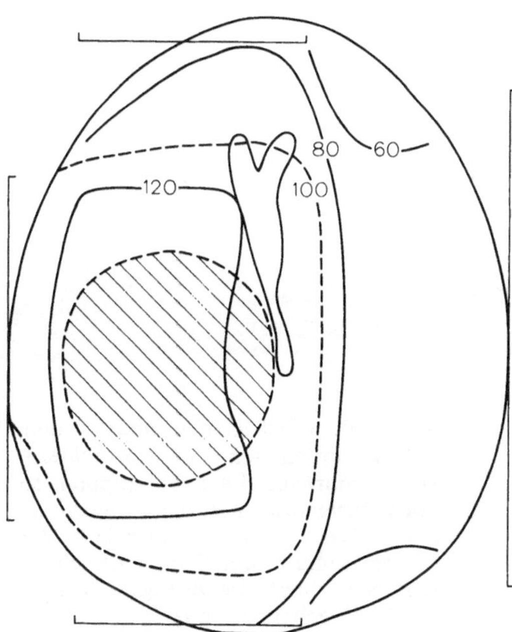

Abb. 8. Isodosenverteilung einer Schädelbestrahlung mit 4 ^{60}Co-Feldern. Alle Felder sind gleich bewichtet, d.h. über sie wird die gleiche Dosis eingestrahlt. Durch die Anordnung der Bestrahlungsfelder ergeben sich die erwünschten Dosiskumulationen. Die Bezugsisodose ist mit 100% markiert, der Tumor ist schraffiert gezeichnet

einer Mehrfeldertechnik wird eine Dosis von 30–60 Gy (110, 111) – meistens 45–50 Gy – großvolumig bis zur Ganzhirnbestrahlung appliziert. Die Einzeldosen betragen meistens 1,8–2 Gy, die Wochendosis 9–10 Gy. Anschließend wird auf ein nur den Tumor und einen Sicherheitsrand umfassendes Volumen eine Dosis verabreicht, die insgesamt zu einer Tumordosis von 55–70 Gy führt.

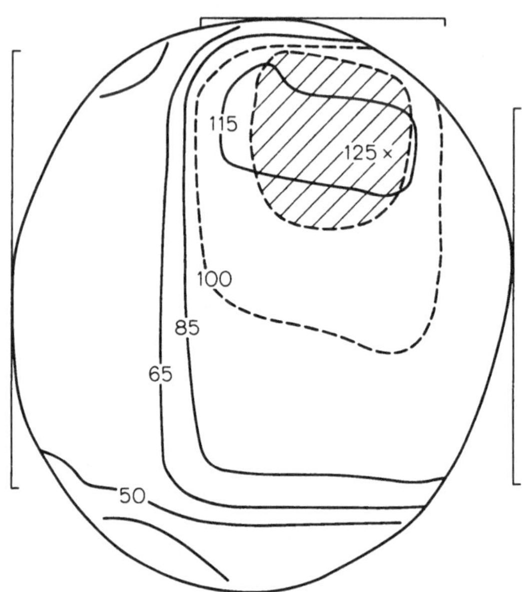

Abb. 9. Schädelbestrahlung mit 3 ^{60}Co-Feldern für einen frontalen Tumor. Über das frontale Feld werden 50%, über die beiden anderen Felder jeweils 25% der Dosis eingestrahlt. Die Bezugsisodose ist mit 100% gekennzeichnet, der Tumor ist markiert, das Kreuz x markiert den Ort des Dosismaximums mit 125%

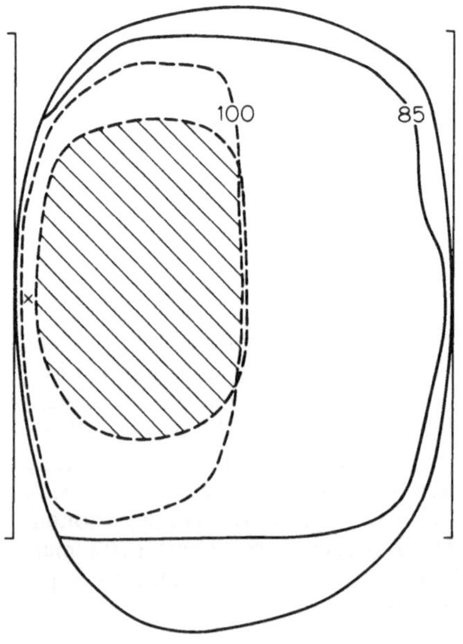

Abb. 10. (Fast-)Ganzhirnbestrahlung mit 2 opponierenden ^{60}Co-Feldern. Das tumornahe Feld ist doppelt so hoch bewichtet wie das tumorferne Feld. Das Kreuz x markiert das Dosismaximum, der Tumor ist schraffiert gezeichnet, die Bezugsisodose ist mit 100% gekennzeichnet

In der Klinik für Strahlentherapie des Inselspitals Bern wird seit 1974 die (Fast-)Ganzhirnbestrahlung am Kobaltgerät mit unterschiedlichen Feldanordnungen favorisiert (die Abb. 8–12 zeigen mögliche Anordnungen der Mehrfelderbestrahlung am Telekobaltgerät und Verteilungen der Isodosen bei der Elektronenpendelbestrahlung). Mit Einzeldosen von 1,8–2 Gy und Wochendosen von 9–10 Gy wird in fünf Wochen eine Dosis von 45–60 Gy in der Bezugsisodose angestrebt. Abhängig von der klinisch-neurologischen Symptomatik und dem aktuellen Befund des CT, der auch für die Bestimmung des neuen Zielvolumens dient, wird die Behandlung entweder abgebrochen oder es wird, meistens mit einer Pendelbestrahlung mit schnellen Elektronen, die Gesamtdosis bis zur Tumordosis von 65–70 Gy erhöht.

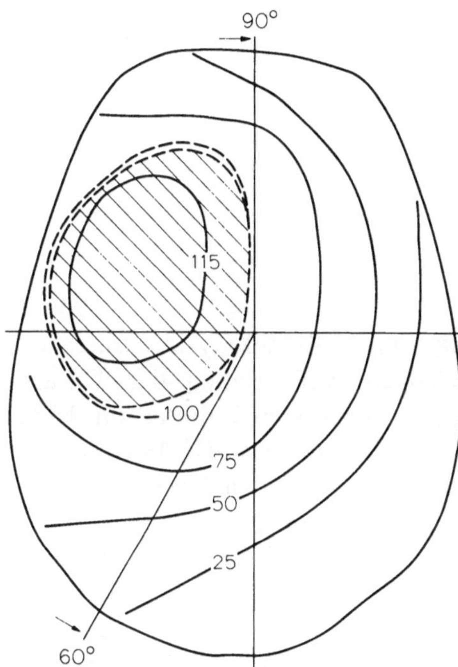

Abb. 11. Schädelbestrahlung mit einem pendelnden (–60°/+90°) Elektronenfeld, Breite 10 cm, Energie 30 MeV. Der Patient ist in Seitenlage. Pendelachse, Breite des Feldes, Breite des Winkels und Wahl der Energie bestimmen die Verteilung der Isodosen. Der Tumor ist schraffiert gezeichnet, die Bezugsisodose ist mit 100% markiert

c) Hohe Gesamtdosen

Natürlich wurde von seiten der Strahlentherapeuten versucht, durch Änderung der üblichen Technik, durch Erhöhung der Gesamtdosis, durch Erhöhung der Tagesdosis, durch Konzentrierung der Behandlungszeit und durch kontinuierlich große Bestrahlungsvolumina die enttäuschenden Behandlungsergebnisse zu verbessern.

Eine kontrollierte Studie über Verträglichkeit und therapeutischen Gewinn einer hochdosierten Strahlentherapie von Grad-III- und -IV-Astro-

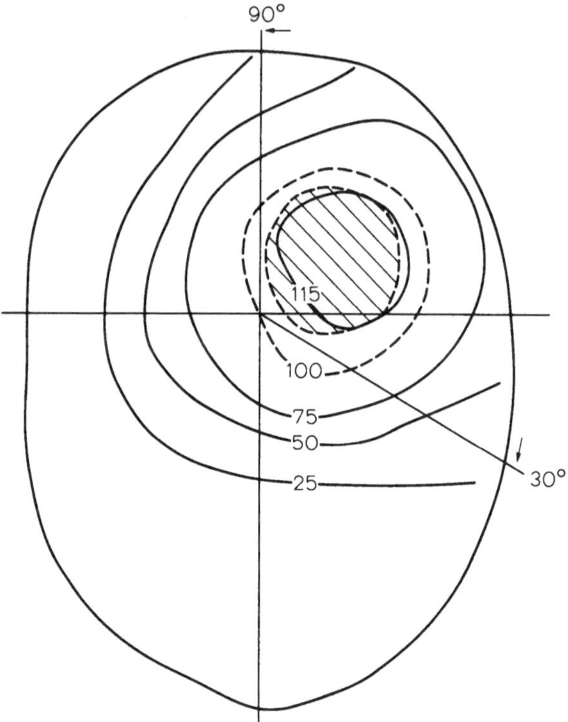

Abb. 12. Schädelbestrahlung mit einem pendelnden (+90°/–30°) Elektronenfeld, Breite 8 cm, Energie 30 MeV. Patient in Seitenlage. Der Tumor ist schraffiert, die Bezugsisodose ist mit 100% gekennzeichnet

zytomen mit einer Ganzhirnbestrahlung von > 50–60 Gy und einer anschließenden volumenbezogenen großzügigen Aufsättigung der Tumorregion mit nochmals 15–20 Gy hatte bei der ersten Publikation 1976 (110) 28 Patienten erfaßt, davon 24 mit einem Grad-III-Astrozytom. Trotz Tumordosen von 75–80 Gy mußte man bei den Sektionen feststellen, daß die hoch dosierte Strahlentherapie zwar keine auffällig-sichtbaren Hirnnekrosen verursacht hatte, daß aber alle Patienten an lokalen Rezidiven in Bereichen verstorben waren, für die die höchste Strahlendosis errechnet worden war.

Kürzlich wurden die Abschlußergebnisse dieser Studie hoch dosierter Strahlentherapie bekannt (111). Insgesamt 100 Patienten, 41 mit Grad-III- und 59 mit Grad-IV-Astrozytomen hatten eine Ganzhirnbestrahlung mit mindestens 50 Gy erhalten. Ein Teil der Patienten wurde weiter bis zu 60 bzw. 75–80 Gy bestrahlt. Abhängig von der Gesamtdosis betrug die mittlere Überlebenszeit für Grad-III-Tumoren 48,62 und 204 Wochen, für Patienten mit Grad-IV-Tumoren 30,42 und 56 Wochen, hier ohne signifikanten Unterschied zwischen der 60- und der 70- bis 80-Gy-Gruppe. Die Autoren betonen, daß auch die hohen Dosen gut toleriert wurden. Da aber über zwei Jahre hinaus für die Patienten mit Grad-IV-Tumoren keine dosisabhängige Erhöhung der Überlebensrate erreicht wurde und die Sektionen doch deutliche nekrotische Veränderungen des Gehirns zeigten, raten sie bei dieser Tumorgruppe nur zu Dosen um 60 Gy. Eventuell könnte sich der Einsatz der hoch dosierten Strahlentherapie vor allem bei jüngeren Patienten mit Grad-III-Tumoren lohnen, obgleich es zu bedenken gilt, daß dosisbedingte Komplikationen die verlängerte Überlebenszeit belasten, denn auch bei dieser Gruppe Patienten gelang über vier Jahre hinaus keine dosisabhängige Anhebung der Überlebensrate.

d) Hohe Tagesdosen

Mutig betraten Simpson u. Platts (118) im Princess Margaret Hospital in Toronto Neuland. Sie bestrahlten Patienten mit undifferenzierten Astrozytomen innerhalb 7 Tagen zunächst mit 30 und später sogar mit 40 Gy über das ganze Gehirn. Sie wandten die Technik der Superfraktionierung an und applizierten der 30-Gy-Gruppe 3 · 1,43 Gy täglich (7mal), der 40-Gy-Gruppe 3 · 1,9 Gy täglich (7mal). Aber auch mit diesem therapeutischen Vorgehen gelang keine Verbesserung der Behandlungsergebnisse, glücklicherweise bemerkten die Autoren keine Zunahme akuter und früher postaktinischer Reaktionen.

e) Kleineres Zielvolumen

Da mit einer Heilung hochgradig maligner Gliome nur in Ausnahmefällen gerechnet werden kann, die Ergebnisse der Sektion trotz hoher, Hirnnekrosen verursachender Tumordosen von mehr als 75 Gy das lokale Rezidiv als Todesursache nachweisen konnten und somit die mögliche intrazerebrale Ausbreitung der undifferenzierten Astrozytome ("spread by seeding"), die als Begründung der Ganzhirnbestrahlung angeführt wird (109), auf die Überlebenszeit dieser Patienten keinen Einfluß nimmt, sind a priori kleinvolumigere Bestrahlungsfelder durchaus sinnvoll, wo eher mit möglichst hohen Dosen versucht werden kann, das symptomfreie Intervall zu protrahieren.

Kontrollierte Studien über den therapeutischen Gewinn (auch in bezug auf mögliche spätere psychoneurologische Konsequenzen) der Ganzhirnbestrahlung gegenüber einer an den operativen und präoperativ-diagnostischen Befund angepaßten Anordnung der Bestrahlungsfelder sind allerdings bisher nicht durchgeführt worden.

2. Strahlenreaktionen

Die Strahlentherapie des Gehirns kann zu strukturellen und funktionellen Veränderungen führen und Symptome verursachen, die je nach ihrer zeitlichen Beziehung zur Behandlung in akute, subakut-verzögerte ("early delayed") und späte ("delayed") Reaktionen unterteilt werden, aus denen sich progredient tödliche oder chronische Krankheitsverläufe entwickeln können.

a) Akute Reaktionen – Schwellung und Ödem

Die akute Reaktion, schon in der Frühphase der Strahlentherapie möglich, mit Kopfschmerzen, Übelkeit, Erbrechen, Appetitlosigkeit und Müdigkeit wird im Zusammenhang mit einer durch Schwellund oder Ödem verursachten Hirndrucksteigerung gesehen. In welchem Maße die Strahlentherapie ödeminduzierend diese Symptomatik verursacht, wird ein chronischer Diskussionspunkt bleiben. Nach Bestrahlung von Hunden und Kaninchen mit 20 und 50 Gy bezeichneten Gregersen et al. (57) aufgrund ihrer Untersuchung vier und zehn Tage nach der Strahlentherapie das Ödem nach Bestrahlung als Mythos. Rubin (107) berichtet über Untersuchungen, nach denen 1–40 Gy Ganzhirnbestrahlung zu keiner Erhöhung des Liquordrucks führten und 3 · 5 Gy am Rückenmark keine Ödembildung auslösten.

Die Entstehung eines Hirnödems, vorzugsweise in der weißen Substanz, ist durch toxische Wirkung ohne Störung der Blut-Hirn-Schranke möglich. Gewöhnlich aber entsteht das Ödem als Folge einer Störung der normalen Gefäßpermeabilität, wobei sich extrazellulär eine plasmaähnliche, stark proteinhaltige Ödemflüssigkeit ansammelt. Nach mehreren Autoren (49, 72, 84) können schon Dosen von 1 Gy innerhalb von einer Stunde die Endothelzelle zu transzellulärem Flüssigkeitstransport anregen. Dieser führt zur perikapillären Gliazellschwellung. Solange die Membranen der Gliazellen nicht reißen, bleibt das Ödem intrazellulär. Aus der Zerstörung von Oligodendrozyten, die im ZNS die Markscheiden bilden und erhalten, erklären sich die unter Strahlentherapie auftretenden zunächst herdförmigen Demyelinisierungen.

Bedenken wegen einer möglichen ödeminduzierenden Schädigung der Strahlentherapie ließen und lassen Kliniker eine einschleichende Behandlung, die sog. Testbestrahlung, anwenden. Man beginnt mit Tagesdosen von 0,5–1,2 Gy und steigert innerhalb von 4–10 Tagen auf die angestrebte Referenz-Einzeldosis. In manchen Arbeiten (59, 64) wird von einer Zweigipfligkeit der strahleninduzierten Ödemsymptomatik berichtet. Der erste Gipfel schließe sofort an die Einleitung der Behandlung an – auch schon in Reaktion auf sog. Testdosen –, der zweite Gipfel mache sich nach Applikation von 20 Gy bemerkbar. Der Hirndrucksteigerung als mögliche Folge der Strahlentherapie wird mit prinzipieller gleichzeitiger Dexamethasontherapie begegnet.

Dem Automatismus von Strahlentherapie und klinischer Symptomatik als Folge einer strahleninduzierten Ödementwicklung widersprechen Erfahrungen der letzten Jahre (8a, 66, 78, 92), die an kontrollierten Gruppen gewonnen wurden (110, 111, 117). Vor allem wird dabei auch auf die Bedeutung des vorbestehenden Hirnödems durch Tumor und Operation hingewiesen, und der positive Einfluß von Kortikosteroiden wird nicht einfach nur als Behandlungsresultat eines strahleninduzierten Hirnödems bewertet. Hohe Einzeldosen von > 10 Gy (6) und Gesamtdosen von 60 Gy neigen aber, wie Caveness (21) bei der Bestrahlung von Affen zeigen konnte, Wochen nach der Behandlung zur Ödembildung, die besonders mit Veränderungen der weißen Substanz einhergeht.

b) Subakute Reaktionen – Demyelinisierung

Neben einer möglichen akuten Reaktion während der Strahlentherapie ist von der Bestrahlung des Rückenmarks her eine bald nach der Behandlung einsetzende, vorübergehende Reaktion mit flexionsabhängigem Schmerz und Parästhesien bekannt. Das Erscheinungsbild wird Lhermitte-Syndrom genannt, innerhalb von mehreren Wochen nimmt es an Intensität ab und verflüchtigt sich schließlich. Jones (70) vermutet als Ursache eine radiogene Myelopathie mit einer temporären Demyelinisierung sensorischer Neuronen.

Dieser verzögerten, reversiblen Reaktion am Rückenmark entsprechen klinische Erfahrungen nach Ganzhirnbestrahlung (13, 68, 80, 92, 106), wo sich innerhalb von 10 Wochen nach Strahlentherapie ein durch die Primärerkrankung nicht erklärbares, im Laufe von Wochen wieder ausschleichendes Bild einer polysymptomatischen neurologischen Störung abspielte. Es handelt sich dabei eindeutig um einen mehr oder weniger akuten Prozeß einer Demyelinisierung kleiner oder großer Hirnareale, die schon bei Dosen unter 50 Gy einsetzen kann (79). Die Patienten können sich erholen, die Demyelinisierung kann aber auch unbeeinflußbar progredient werden und zum Tode führen. Köhn u. Schlungbaum (76) fanden bei einem 10 Wochen nach Strahlentherapie ad exitum gekommenen 3jährigen Kind den typischen Befund einer gewebsdichten, aus ineinanderfließenden größeren und kleineren Nekrosen entstandenen Koagulationsnekrose. Die Derbheit der Nekrosebezirke wird als Folge der ödematösen plasmatischen Infiltration erklärt, im Gegensatz zur weichen arteriosklerotischen Enzephalomalazie. Die Virchow-Robin-Räume sind weit und optisch leer. Die Ganglienzellen sind zwar geschädigt, aber im Vergleich auffällig gut erhalten.

Besondere Aufmerksamkeit fand diese innerhalb weniger Wochen nach Strahlentherapie einsetzende Reaktion bei der „prophylaktischen" kombinierten ZNS-Therapie der kindlichen ALL. Ca. zwei Drittel der Kinder erkrankten mit klinisch eindeutiger passagerer Somnolenz und Lethargie (50, 96, 135). Erstmals hatte Druckmann 1929 (37) über eine Schlafsucht als Folge der Röntgenbestrahlung bei 3% der Kinder berichtet, die wegen eines Ekzems am Kopf bestrahlt worden waren. Die an diesem Apathiesyndrom erkrankten Kinder haben ein pathologisches EEG (135), das sich später wieder normalisiert. Der Markscheidenabbau als Ausdruck der Leukoenzephalopathie korreliert eindeutig mit dem Nachweis von basischem Myelinprotein im Liquor (51). Es ist ein spezifischer Marker der Myelinscheide und macht etwa 30% des Proteingehaltes des Myelins aus. Während es bei Gesunden nicht nachgewiesen werden kann, ist der positive Nachweis bei Patienten mit multipler Sklerose typisch (> 4 mg/ml). Mit der Erholung der akuten Demyelinisierung schwindet auch der positive Liquornachweis des spezifischen Myelinproteins.

c) Spätreaktionen

Den bisher beschriebenen, eher passageren und nur in Ausnahmefällen zum Tode führenden Reaktionen nach alleiniger Strahlentherapie und kombinierter (Chemotherapie und Strahlentherapie) Behandlung muß die Spätreaktion nach Strahlentherapie wegen ihres meist progredienten Ablaufs gegenübergestellt werden.

Der früheste Bericht über Spätschäden nach Strahlentherapie des Gehirns stammt von Fischer u. Holfelder 1930 (45). Die Symptome entwikkeln sich erst nach Monaten, ja nach Jahren mit dem Gipfel zwischen 1–3 Jahren (79). Späterer Symptombeginn ist zumindest selten. Da das Zeitintervall den Strahlenreaktionen anderer Organe entspricht, kann man auf einen ähnlichen Schädigungsmechanismus schließen (78). Nach Cottier (29) spielen in der Pathogenese der zerebralen Spätschäden nach Bestrahlung die Gefäßläsionen eine entscheidende Rolle (postirradiative Enzephalomalazie).

Die klinische Symptomatik ist in der Regel progredient und häufig tödlich. Die Symptome sind Folge einer irreversiblen, progressiven Schädigung lebensnotwendiger zerebraler Strukturen, Kombinationsschäden aus Demyelinisierung, nekrotisierender Leukoenzephalopathie, sukzessiven Gefäßveränderungen und Dystrophie der Ganglien und Hirnrinde. Prädestiniert für die Lokalisaton posttherapeutischer Spätkomplikationen sind trotz einer Ganzhirnbestrahlung die Orte, die durch den Tumor und durch chirurgische Manipulationen eine Vorschädigung erlitten haben.

Bei den heute gebräuchlichsten Techniken der Teil- oder Ganzhirnbestrahlung maligner Gliome (s. oben) sind zwar tödliche Nekrosen als Spätreaktionen beschrieben, aber die Autoren können glücklicherweise jeweils nur über einzelne „Fälle" berichten (79, 92, 117). Berechnungen von Toleranzgrenzen (5, 49, 85, 117) waren immer nur unter Berücksichtigung der Angaben anderer Autoren möglich. Die Komplikationen dieser Art sind also eher selten.

Gilbert u. Kagan (53) weisen mit Recht darauf hin, daß mit einer Zunahme von Spätkomplikationen gerechnet werden muß, weil man mit höheren Gesamtdosen einen Behandlungserfolg zu erreichen hofft (110), weil Chemotherapie und Strahlentherapie häufiger kombiniert und bei der Metastasentherapie auch simultan appliziert werden – gestörte Blut-Hirn-Schranke als Folge der Strahlentherapie und dadurch ermöglichtes Passieren von einzelnen Substanzen (82) mit möglicherweise fatalen Folgen (12, 49, 91) – und weil Programme mit anderen Fraktionierungsschemata, mit hohen Einzeldosen bzw. Tagesdosen und kürzerer Behandlungszeit, zur Anwendung kommen (43, 118).

d) Reaktionen am Affenhirn

Als äußerst nützlich für die Diskussion von Bestrahlungsprotokollen mit hohen Gesamtdosen oder hohen Einzeldosen und wenigen Fraktionen könnten sich die experimentellen Bestrahlungsresultate von Caveness (22) an gesunden, pubertären und erwachsenen Affen – *Macaca mulatta* – erweisen. Zwar sind die biologischen Reaktionen eines menschlichen tumortragenden Hirns nicht berücksichtigt, ebenso nicht das chirurgische Trauma unter Einfluß von Chemikalien, aber auch so sind die Resultate überzeugend.

Pubertäre, 24 Monate alte Affen, die mit ED von 10, 15 und 20 Gy einmal bestrahlt wurden, wurden nach 1/2, 1, 1 1/2 und 2 Jahren getötet. Zwischenzeitlich wurden kontinuierliche neurologische Studien angestellt. Nach 10 Gy ED hatten die Tiere weder klinische noch pathologische Besonderheiten. Die mit 15 Gy bestrahlten Tiere jedoch hatten ab der 10. Woche neurologische Symptome mit Papillenödem, verminderter motorischer Aktivität, Konvulsionen, pathologischen EEG, Ataxie, Sehverluste bis zur Blindheit, Zeichen der Dezerebralisierung, Bewußtseinsverlust. Alle diese neurologischen Ausfälle nahmen mit Zunahme der zeitlichen Distanz zur Bestrahlung an Intensität zu. Bei dem nach zwei Jahren getöteten Tier zeigte das Gehirn eine Schwellung und Atrophie, fortgeschrittene konfluierende Läsionen der weißen und fokale Läsionen der grauen Substanz und des Hirnstamms. Der dramatischste Befund war der Nachweis von drei malignen Gliomen. Die Bestrahlung mit 20 Gy ED überlebte keines der vier Tiere 26 Wochen. Der histologische Befund zeigte eine Erweiterung des ganzen Ventrikelsystems, fokale, nicht konfluierende Nekrosen der weißen Substanz mit fokalem Ödem und multiplen frischen Läsionen im Hirnstamm.

Gleichaltrige Tiere wurden einer fraktionierten Ganzhirnbestrahlung unter klinischen Bedingungen ausgesetzt, ED 2 Gy, GD 40, 60 bzw. 80 Gy. Die mit 40 Gy in vier Wochen bestrahlten Tiere zeigten keine klinischen oder pathologischen Besonderheiten. Die mit 60 Gy bestrahlten Tiere hatten leichte neurologische Symptome, wie sie bei der subakuten verzögerten Reaktion beschrieben sind, eher regelmäßig war ein passageres Papillenödem. Die histologischen Veränderungen entsprachen denen der Leukoenzephalopathie und der kalzifizierenden Mikroangiopathie mit der Tendenz zur Heilung bzw. Konsolidierung mit zunehmendem zeitlichen Intervall zur Bestrahlung. Auffallend, so wird vermerkt, sei die Ähnlichkeit der histologischen Veränderungen ein halbes Jahr nach Bestrahlung mit einmal 15 Gy, 60 Gy/6 Wochen und auch mit 80 Gy/8 Wochen. Während aber der degenerierende Prozeß bei 60 Gy/6 Wochen zum Stillstand komme, sei die nekrotisierende Progression bei den beiden anderen Modalitäten, also einmal 15 Gy bzw. 80 Gy/8 Wochen, eindeutig.

Wurden 60 Gy/6 Wochen erwachsenen Affen (durchschnittlich 6 Jahre, durchschnittliches Gewicht 11 kg) als Ganzhirnbestrahlung appliziert, hatten 12 innerhalb von 24 Wochen getötete Tiere weder klinische noch pathologische Besonderheiten. 2/9 bis zu 2 Jahre nach Bestrahlung getöte Tiere hatten nach 8 bzw. 12 Wochen ein Papillenödem entwickelt und keine weiteren neurologischen Symptome. 33 Wochen nach Bestrahlung waren multiple nekrotische Läsionen der weißen Substanz nachweisbar, die teilweise verkalkt waren. 52 Wochen nach Bestrahlung zeigten die nekrotischen Veränderungen sich auch innerhalb der Hirnrinde, vaskuläre Abnormalitäten waren eindeutig. Sie zeigten sich als hyperplastische endotheliale Zellen in Nähe der nekrotischen Defekte und als Neuformation von Kapillaren und Teleangiektasen ohne Bezug zu den nekrotischen Läsionen.

Gerade die unterschiedlichen neurologischen und histologischen Veränderungen nach Bestrahlung mit 60 Gy/6 Wochen, die bei der Gruppe von jugendlichen, 2 Jahre alten Affen und der Gruppe von erwachsenen, durchschnittlich 6 Jahre alten Affen nachgewiesen wurden, verdeutlichen auch die Bedeutung des Alters für die Toleranz der eingestrahlten Dosis.

e) Niedrige funktionelle Toleranz

Auch wenn davon ausgegangen werden darf, daß die meisten der Patienten, die an möglichen Folgen der Behandlung starben, sicher ihrem Primärleiden erlegen wären, so bleibt es die Pflicht des Therapeuten, bei der Wahl seines Behandlungskonzeptes nicht nur die Anhebung der mittleren Überlebenszeit, sondern auch die möglichen Spätfolgen der Behandlung zu berücksichtigen. Kramer et al. (79) gebraucht wegen der fehlenden Repopulation ausgefallener Ganglien und der Spezialisierung des Nervengewebes den Begriff der „niedrigen funktionellen Toleranz". Er weist dabei auf eine Besonderheit hin, die manche progredient tödlichen Verläufe erklären könnte: Während ein kleiner Schaden im Rückenmark oder Hirnstamm tödlich sein kann, bleibt ein ähnlicher Schaden in einer stummen Zone unerkannt.

3. Therapeutische Perspektiven

Die Behandlung von undifferenzierten Astrozytomen mit Strahlenqualitäten, die einen niedrigen linearen Energietransfer (LET) haben, wie Elektronen, Kobaltphotonen und ultraharte Röntgenstrahlen, ist in ihren Möglichkeiten ausgeschöpft (111), nachdem auch unkonventionelle Erhöhungen der Einzeldosis, Superfraktionierung und Wochentumordosen von 40 Gy gegenüber der konventionellen Fraktionierung und Einzeldosis (5 · 2 Gy/Woche) keine Verbesserungen der Resultate bringen konnte (118). Die drohende Hirnnekrose, nach Field et al. (44) möglicherweise Folge eines durch die Bestrahlung verunmöglichten Ersatzes der Glia aus subependymalen Zellen, setzte Erhöhungen der Tumordosen über 75 Gy Grenzen.

a) Die Hypoxie als radiobiologische Herausforderung

Die Strahlenresistenz der Zellen des undifferenzierten Astrozytoms konnten Weichselbaum et al. (132) bei In-vitro-Studien nicht durch zellinhärente Faktoren (Reparation von subletalen und möglicherweise letalen Schäden) erklären. Sie vermuteten Wachstumskinetik, Repopulationsvermögen und Sauerstoffversorgung als bestimmende Faktoren. Eines der unwidersprochen akzeptierten radiobiologischen Konzepte in der Strahlentherapie ist die Abhängigkeit der Radiosensibilität eines Tumors vom Anteil hypoxischer Tumorzellen (55, 123). Die Hypoxie, die im Studienmodell zu einer ungenügenden „Fixierung" von strahlengeschädigter DNS durch gelösten O_2 führt, was die Reparationen der Stränge ermöglicht, ist einer der als wesentlich vermuteten Faktoren der Radiosensibilität bzw. -resistenz (55, 65, 104, 123). Das ungeordnete Tumorwachstum mit einer Distanzierung zum Kapillarsystem und der ungleichen, unkonventionellen und abrupt wechselnden (122) Sauerstoffverteilung führen zum Sauerstoffmangel von Zellen (123), die durchschnittlich 20% (0–50%) der Tumormasse ausmachen können. Radiobiologische Studien (55) konnten zeigen, daß hypoxische Zellen ungefähr 3mal resistenter gegen ionisierende Strahlung sind als sauerstoffgesättigte Zellen, wenn die Sauerstoffkonzentration unter 10^{-6} mol/l sinkt. Diese Zellen werden demzufolge eine Strahlentherapie überleben, während gleichzeitig das Tumorvolumen durch die Ausschaltung der strahlensensiblen sauerstoffgesättigten Zellen schrumpft. Als Folge der Schrumpfung und der gebesserten Sauerstoffperfusion wird die Reoxygenierung der ehemals hypoxischen Zellen vermutet (1, 88, 104, 123).

Als definitiven klinischen Beweis für die Notwendigkeit einer guten Sauerstoffversorgung werten Bush et al. (17) ihre Resultate, die sie an 2803 wegen eines Zervixkarzinoms bestrahlten Patientinnen gewonnen hatten. Patientinnen mit Hb-Werten < 12 g% haben eine eindeutig höhere Rate von pelvinen Rezidiven als solche mit Hb-Werten > 12 g%. Wurden Bluttransfusionen gegeben, um die Hb-Werte über 13,5% anzuheben, konnte die Rate der Überlebenden der Tumorstadien II B und III angehoben werden. Ebenso wird mitgeteilt (88), daß lokale Versager nach einer intrakavitären Curietherapie mit Californium 252, einem Neutronen-Strahler, vor allem bei Patientinnen mit schweren Durchblutungsstörungen nachgewiesen wurden.

Die in Zellkulturen und in Tierversuchen (103) nachgewiesene Verbesserung der Radiosensibilität durch Erhöhung der Sauerstoffsättigung wird als Sauerstoffverstärkungsverhältnis, oxygen enhancement ratio (OER), bezeichnet.

Obwohl die sich aus der Hypoxie menschlicher solider Tumoren für die Effektivität der Strahlentherapie ergebenden Probleme noch nicht alle geklärt sind (58), ist es eines der fundamentalen radiobiologischen Ziele, auf hypoxische Zellen einzuwirken und die Effektivität der Strahlentherapie durch Erhöhung der Radiosensibilität zu verbessern.

Mehrere in vitro erfolgreiche Methoden bieten sich theoretisch an. Sie unterteilen sich in zwei prinzipiell verschiedene Gruppen. Es kann angestrebt werden, die Radiosensibilität der Zellen selbst zu stimulieren oder Techniken der Strahlentherapie zu wählen, die ihre Wirkung, von der Hypoxie nur wenig beeinflußt, entfalten.

b) Beatmung mit hyperbarem Sauerstoff

In Tierversuchen konnte eine Steigerung der Radiosensibilität dadurch erreicht werden, daß die Tiere während der Bestrahlung mit hyperbarem Sauerstoff beatmet wurden. Die erhöhte Konzentration gelösten Sauerstoffs im Blut sollte die Sauerstoffversorgung der vom Kapillarsystem untersättigten hypoxischen Zellen verbessern und dadurch die Radiosensibilität anheben. Erste klinische Versuche wurden 1957 von Churchill-Davidson et al. (27) mitgeteilt. In Großbritannien brachte diese aufwendige Methode in einer Studie bei Lungen-, ORL- und gynäkologischen Tumoren bessere Resultate (34), allerdings konnten die Ergebnisse in einer kontrollierten randomisierten Studie in den Vereinigten Staaten nicht bestätigt werden (108). Die mögliche Arteriolenkonstriktion (93), aber vor allem die für die völlige Sterilisierung des Tumors nicht ausreichende Milieuänderung sind dafür verantwortlich (3, 46, 103).

Frühere Behandlungsversuche (134) mit Strahlentherapie und hyperbarem Sauerstoff im ZNS-Bereich brachten keine wesentliche Verbesserung der Behandlungsergebnisse. Auch die Ergebnisse einer neueren Studie der Columbia-Universität in New York (23) bestätigen, daß die Bestrahlung unter Beatmung mit hyperbarem Sauerstoff keinen wesentlichen Fortschritt bei der Behandlung undifferenzierter Astrozytome bringen kann, auch wenn nach einer Ganzhirnbestrahlung mit 30 Gy und einer Aufsättigung mit nochmals 30 Gy die mittlere Überlebenszeit der Studiengruppe 48 Wochen und die der herkömmlich bestrahlten Patientengruppe 25 Wochen betrug.

Die Versuche werden fortgesetzt, besondere Hoffnungen setzt man auf die Kombination der Bestrahlung und der Beatmung mit hyperbarem Sauerstoff und die gleichzeitige Behandlung mit Radiosensibilisatoren hypoxischer Zellen (23).

c) Radiosensibilisation hypoxischer Zellen

Die Fähigkeit von Substanzen, hypoxische Zellen für eine Bestrahlung zu sensibilisieren, steht in Beziehung zu ihrer Elektronenaffinität (2). Unter den eine NO_2-(Nitro-)Gruppe enthaltenden aromatischen Verbindungen (24, 31) fand man metabolisch stabile und mäßig toxische (vor allem periphere Neuropathie) Substanzen (36, 52, 69, 75, 126, 127, 129), die ihre Wirkung ausschließlich auf hypoxische Zellen beschränkten und sauerstoffgesättigte Zellen nicht toxisch beeinflußten. Da diese Sensibilisatoren hypoxischer Zellen in Anwesenheit von Sauerstoff unwirksam sind, wird angenommen, daß ihr Wirkungsmechanismus den des Sauerstoffs imitiert, indem sie in sauerstoffuntersättigten Zellen Sauerstoff „mimen" und die durch die Bestrahlung auf direktem oder indirektem chemischen (Hydroxyradikale) Wege entstandenen DNS-Radikale „fixieren" und so reparative Vorgänge verhindern (38). Ähnlich der OER spricht man auch von einer SER (sensitizer enhancement ratio). Daneben besitzen diese Substanzen auch einen direkten zytotoxischen Effekt, möglicherweise durch toxische Abbauprodukte (58), der unter Bedingungen der Hyperthermie dramatisch verstärkt werden kann.

Die erste in klinischen Versuchen getestete Substanz war 5-Nitroimidazol (Metronidazol) (7, 32, 47), welche seit Jahren als Flagyl als Trichomonazid im komplikationsfreien klinischen Gebrauch war. Es ist lipophil, passiert die Blut-Hirn-Schranke – 40–90% der Serumwerte (128) – und dringt per diffusionem in tiefe, von O_2 ungenügend erreichte Tumorbereiche. Allerdings war es klar, daß für die Zwecke der Radiosensibilisierung sehr viel höhere Dosen nötig sein würden. Urtasun et al. (127) berichteten 1976 über eine kontrollierte Studie der Metronidazol-unterstützten Strahlentherapie supratentorieller Glioblastome. Man hatte sich in dieser Studie eine hohe SER erhofft, denn es wurden nur 30 Gy in neun Fraktionen während drei Wochen appliziert. Die zusätzlich mit Metronidazol behandelte Patientengruppe hatte für die Zeit zwischen dem symptomfreien Intervall und dem Tod eine um 4 1/2 Monate längere Überlebenszeit.

Schließlich wurde aufgrund seiner Eigenschaften (8) Misonidazol zum Favoriten unter den elektroaffinen Radiosensibilisatoren hypoxischer Tumorzellen. Klinische Studien wurden erstmals 1976/77 (35, 54, 69, 124, 128) publiziert. Die Neurotoxizität als Komplikation zwingt zur Limitierung der Dosis (maximal 12 g/m^2). 5 in der Klinik für Strahlentherapie des Inselspitals Bern mit Misonidazol (12 g/m^2/3 Wochen) behandelte Patienten mit Grad-III- und Grad-IV-Astrozytomen, die gleichzeitig Phenytoin (52) und Dexamethason erhielten, entwickelten keine neurotoxischen Symptome.

In vielen Ländern laufen zur Zeit Studien (58, 128, 129), die die Bedeutung des Misonidazols als radiosensibilisierendes Agens prüfen. Es wird noch Zeit brauchen, bis der Modus der Fraktionierung und die Höhe der Einzeldosis sowohl für die Strahlen- wie die Misonidazoldosis aufeinander abgestimmt sind. Bisherige Ergebnisse (42) rechtfertigen noch nicht einen obligaten Einbau des Präparates in die Therapieschemata.

d) Hyperthermie

Eine andere Möglichkeit der Einflußnahme auf hypoxische Zellen ist durch die Wärmebehandlung, die Hyperthermie, gegeben.

Trotz des schon vor vielen Jahren erkannten antitumorösen Effekts der Hyperthermie ist das allgemeine Interesse für diese Behandlungsform erst relativ neueren Datums (39). Maligne Tumorzellen sind nicht nur sensibler gegenüber Hitze als normale Zellen (62), sondern der Hitze ausgesetzte Zellen sind vor allem gegenüber Strahlentherapie und Chemotherapie empfindlicher. Die Empfindlichkeit der Tumorzelle steigt mit dem Anstieg der Temperatur (44), besonders wenn die Hitzeapplikation nach der Bestrahlung eingeleitet wird (121).

Hahn (60) studierte in Zellkulturen, die einer Hyperthermie von 43°C ausgesetzt waren, die Bedeutung des Metabolismus. Er konnte nachweisen, daß die Zellen, denen chronisch Serum des Kulturmediums vorenthalten wurde, extrem hitzeempfindlich waren, dagegen waren Glucose- und Sauerstoffmangel allein in diesem System weit weniger bedeutend. Daraus läßt sich ableiten (3), daß Tumore, die wegen Sauerstoffmangel radioresistent sind, sehr sensibel gegen Hitze sein dürften, denn Sauerstoffdefizit bedeutet in vivo ebenfalls Defizit an Versorgung, weil beides nicht an die Zellen herangebracht werden kann. In indirekter Weise werden so hypoxische Tumoren ebenfalls hitzeempfindlich. Diese Vermutung wird durch Versuche (33) bestätigt, die bei der Behandlung von Hauttumoren von Nagetieren mit Hyperthermie und Bestrahlung zeigten, daß Hitze im Anschluß an die Bestrahlung einen selektiven Effekt auf *chronisch*-hypoxische Tumorzellen hat, aber nicht auf Zellen, die experimentell einer *akuten* Hypoxie ausgesetzt waren, so wie auch in Gewebekulturen chronisch-hypoxische Zellen eine deutliche Fähigkeit zur Erholung von möglichen letalen Schäden haben, aber nicht Zellen, die kurz vor der Bestrahlung von der O_2-Zufuhr abgeschnitten wurden (114). Die Autoren schlossen daraus, daß die thermale Radiosensibilisation von Tumorzellen mit einem geänderten zellulären pH und einem nutritiven Defizit assoziiert ist.

Hofer et al. (67) studierten die Bestrahlungsreaktion von euoxyischen und hypoxischen L-1210-Leukämiezellen in vivo unter der Einwirkung der Hyperthermie und der zusätzlichen Gabe von Radiosensibilisatoren (Metronidazol, Misonidazol). Bei sehr hohen Substanzdosen wurden die hypoxischen Zellen sogar radiosensibler als die euoxyschen Zellen. Diese Beobachtungen konnten von anderen Autoren (61, 120) bestätigt werden. Die Verbesserung der Sauerstoffsättigung erhöht die Wirksamkeit der Hyperthermie auf die Tumorzelle nicht (10), so daß die Bestrahlung unter Hyperthermiebedingungen zu einem speziellen Effekt an der hypoxischen Tumorzelle führen sollte. Man spricht von einer "thermal enhancement ratio" (TER), um den Wirkungsgrad der Hyperthermie gegenüber unbehandeltem Gewebe zu definieren.

Beim Studium der Mikrovaskularisation unter unterschiedlichen Hitzegraden von 41–45°C am Wangenkarzinom des Hamsters traten Gefäßveränderungen mit Okklusion, Stase und Thrombosen auf, die in jedem Tumor zu Koagulationsnekrosen führten. Man sah schwere Gefäßokklusionen in experimentellen Tumoren mit eindeutigem Abfall des pH, der im gesunden Gewebe anstieg (119), und fand nach 40minütiger Hyperthermie mit Temperaturen von 43–45°C den kapillaren Bluttransport ausgeschaltet und Gefäße ruptiert (41). Auch schon bei Temperaturen von 40–41°C wurde die Passage von Blutvolumen um 50% reduziert, kehrte aber innerhalb von 72 Std zu fast normalen Werten zurück. Nach Bicher et al. (10) hat die Hyperthermie einen doppeldeutigen Effekt: Bei Temperaturen unter 41°C läßt sie die Durchblutung ansteigen und erhöht den pO_2, jenseits von 41°C verursacht sie einen Kollaps der Durchblutung, senkt den pO_2 und bewirkt eine zusätzliche Verschiebung des pH Richtung Azidose vom sowieso schon niedrigen pH-Wert im Tumorgewebe.

Möglicherweise leisten diese am Tumorgefäßsystem angreifenden Mechanismen einen größeren Beitrag zur Tumorreduktion als die direkte Einwirkung auf die Zelle.

Die die Strahlentherapie unterstützende klinische Anwendung der Hyperthermie in der Behandlung von Hirntumoren hat gerade begonnen (11).

e) Strahlung mit dichter Energieabgabe

Da undifferenzierte Astrozytome durch ein mehr oder weniger ausgedehntes nekrotisches Zentrum, umgeben von sauerstoffuntersättigten Zellen, charakterisiert sind, war es verständlich, daß man sich einer Verbesserung der Ergebnisse durch den Einsatz einer Strahlung versprach, die durch eine dichtere Energieabgabe im Gewebe (höherer „linearer Energietransfer", LET) eine vom Grad der Sauerstoffsättigung und der Position der Zellen im Zellzyklus weniger abhängige tumorizide Wirkung entfaltet.

Die Strahlung mit hoher LET (Neutronen, negative Pi-Mesonen, schwere Ionen, Heliumionen) schädigt die Chromosomenstränge vor allem durch direkte Einwirkung, nicht über den Umweg der Radikalenbildung, wie die Strahlung mit niedriger LET. Die Fähigkeit der Zelle zum "repair of sublethal damage" nimmt ab, die halblogarithmischen Zellüberlebenskurven zeigen deshalb, unabhängig von der Höhe der Dosis (88), eine weniger stark ausgebildete sog. „Schulter" als Ausdruck von Reparaturprozessen, sondern eher einen exponentiellen Abfall der Überlebensrate. Die Dichte der Ionisation entlang des Weges der Partikel steht in direkter Beziehung zur Zellschädigung. Die Strahlung mit hoher LET ist demnach effektiver als die Strahlung mit niedriger LET, den Unterschied definiert man mit der relativen biologischen Effektivität (RBE).

Der Faktor der RBE ist abhängig von der Art und Energie der Strahlung, von der Tiefe der Einwirkung im Gewebe, von der Qualität des Gewebes und von der Höhe der eingestrahlten Dosis.

Man muß aber darauf hinweisen, daß die höhere RBE der Strahlung mit höherer LET nicht unbedingt ein Fortschritt sein muß. Wichtig ist der therapeutische Nutzen der Strahlung, der sich durch die unterschiedliche Einwirkung der Strahlung auf Tumorzellen und auf normales Gewebe ableitet, man spricht von dem Gewinnfaktor. Die Strahlung mit hoher LET bringt also nur dann einen Vorteil, wenn sie unter Wahrung der Toleranz des gesunden Gewebes zur Zerstörung des malignen Gewebes führt (9, 73, 105). Mit schweren Ionen, besonders aber mit der Strahlung mit negativen Pi-Mesonen, kann schon durch die räumliche Energieverteilung, weil die Hauptmasse der Energie in einem steuerbaren sog. Bragg-Peak gerade im Tumor zur Wirkung gebracht werden kann, neben den tumorgerichteten biologischen Vorteilen der höheren RBE und der geringeren OER, ein wesentlicher therapeutischer Gewinn erwartet werden.

Erste Resultate der Therapie von Patienten mit undifferenzierten Astrozytomen mit schweren Partikeln (930-MeV-Heliumionen) wurden bereits mitgeteilt (18), Wertungen sind noch nicht möglich.

Die zunächst mit großen Erwartungen Ende der 60iger Jahre begonnenen Behandlungen von undifferenzierten Astrozytomen mit schnellen Neutronen müssen bisher in bezug auf den therapeutischen Gewinn als enttäuschend bezeichnet werden. Aus Seattle teilten Laramore et al. (81) und Parker et al. (97) die Ergebnisse von 15 Patienten mit Grad-III- und 22 Patienten mit Grad-IV-Astrozytomen mit. Mit schnellen Neutronen, die durch Beschuß eines Berylliumtargets mit Deuteronen aus einem Zyklotron erzeugt werden – 8 MeV, RBE-Faktor 3 – wurde zweimal wöchentlich mit 1,5 Gy bzw. dreimal wöchentlich mit 1 Gy im Verlauf von sechs Wochen bis zur Gesamtdosis von 15,5–18,5 Gy eine Ganzhirnbestrahlung durchgeführt. Im Vergleich mit der üblichen Hochvolttherapie war die mittlere Überlebenszeit der bestrahlten Patienten eher schlechter, die Symptomatik konnte nicht effizienter beeinflußt werden.

Kürzlich berichteten Catterall et al. (20) vom Hammersmith Hospital in London, wo man die weitaus längste und intensivste Erfahrung in der Behandlung mit schnellen Neutronen besitzt, über eine mit 63 Patienten zwischen 1973–76 durchgeführte kontrollierte Pilotstudie, in der 30 Patienten mit schnellen Neutronen (7 MeV) mit 13 bzw. 15,6 Gy in 12 Sitzungen während 26–33 Tagen bestrahlt wurden. Die Patienten der Kontrollgruppe erhielten mit ultraharten Röntgenstrahlen 6 MeV eine Dosis von 50 Gy/5 Wochen bzw. 55 Gy/6 Wochen. Es wurden jeweils große Behandlungsvolumina gewählt. Die mittlere Überlebenszeit der konventionell bestrahlten Patientengruppe betrug 11,4 Monate, die der Neutronengruppe nur 10 Monate, 1 Jahr überlebten 36 bzw. 30% der Patienten.

Hoch interessant sind aber die Sektionsbefunde, über die Parker und Catterall berichten. In der Patientengruppe von Parker, die seziert werden konnte, hatte nur 1 von 15 Patienten eine eindeutige Tumorprogression. Bei den anderen war die Tumorregion von einer Koagulationsnekrose besetzt, nachweisbare Astrozyten waren möglicherweise reaktiv. In vom

Tumor entfernten Regionen fand sich eine diffuse Gliose und Demyelisierung, was möglicherweise den Tod der Patienten verursacht hatte.

Bei 11 von 16 mit Neutronen behandelten und sezierten Patienten, über die Frau Catterall berichtet, konnte kein Tumorgewebe mehr nachgewiesen werden, in der Kontrollgruppe bei 1 von 7 sezierten Patienten. Dafür aber waren in der mit Neutronen behandelten Patientengruppe die Veränderungen der weißen Substanz und der Gefäße mikroskopisch eindeutig stärker ausgebildet, auch wenn vom makroskopischen Aspekt her erstaunlich wenig auf das klinische Symptombild geschlossen werden konnte. Ob spezielle Interaktionen der Neutronen mit dem Hirngewebe, speziell den lipidhaltigen Myelinscheiden, stattfinden? Ob die RBE für die Toleranz des gesunden Gewebes zu niedrig angesetzt wurde? Die Ergebnisse der Neutronentherapie von malignen Glioblastomen geben trotzdem zu Hoffnungen Anlaß, denn zumindest bestätigen sie die Richtigkeit radiobiologischer Ansätze, auch die Bedenken, daß eine Strahlung mit hoher RBE und niedriger OER nicht unbedingt einen therapeutischen Gewinn bringen muß.

Der Behandlungserfolg wird von der Toleranzschwelle des gesunden Gewebes ebenso bestimmt wie vom Reparationsvermögen, der Zellzyklusphase und der Hypoxie.

VIII. Chemotherapie

1. Zellkinetische Grundlagen

Neoplastisches Gewebe unterscheidet sich durch rasches, unkontrolliertes Wachstum von Normalgewebe, während der Zellmetabolismus der beiden Gewebsarten nicht wesentlich verschieden ist. Deswegen gibt es auch keine spezifische Chemotherapie, die nur gegen Tumorzellen wirkt und das normale Gewebe nicht beeinträchtigt, wie zum Beispiel bei der antibakteriellen Chemotherapie, welche die spezifischen metabolischen Unterschiede zwischen Bakterien und Wirtsgewebe ausnützt und damit eine gezielte Behandlung ohne große Nebenwirkungen auf das normale Gewebe ermöglicht. Die antineoplastische Chemotherapie ist eine unspezifische antiproliferative Behandlung, welche die Tatsache ausnützt, daß das rasche Wachstum eines Tumors nicht der rascheren Teilungsgeschwindigkeit der Tumorzellen zuzuschreiben ist, sondern einer größeren Wachstumsfraktion, d.h. einem größeren Anteil an proliferierenden Zellen im Verhältnis zur Gesamtzahl der Zellen des Tumors. Zur rationalen Planung und Beurteilung der Erfolgsaussichten einer Chemotherapie sollten deswegen die Proliferationscharakteristika des zu behandelnden Neoplasmas bekannt sein.

a) Zellkompartimente

Ein undifferenziertes Astrozytom besteht aus drei Zellkompartimenten, welche in der Abb. 13 schematisch dargestellt sind. Ein Teil des Tumors besteht aus den proliferierenden Zellen, d.h. den Zellen, die sich in einer Phase des Zellzyklus befinden und die Wachstumsfraktion des Tumors darstellen. Es werden vier Zyklusphasen als ineinanderübergehende Stadien des Zellwachstums unterschieden. G_1 (Gap 1) ist die postmitotische oder präsynthetische Phase, in der die Zelle Zytoplasma und Substanzen für ihre spätere Funktion aufbaut. S stellt die Phase der DNS-Synthese dar, in welcher die Zahl der DNS von 2 n auf 4 n verdoppelt wird. G_2 (Gap 2) ist die postsynthetische oder prämitotische Phase, in der die DNS-Replikation abgeschlossen ist und die Zelle sich auf die Teilung vorbereitet. M, die kürzeste Phase des Zellzyklus, stellt die eigentliche Mitose oder Teilungsphase dar.

Der zweite Teil des Tumors besteht aus nicht proliferierenden, jedoch noch vitalen Zellen, bei denen zwei Typen unterschieden werden können. Die einen sind sterile Zellen, welche die Teilungsfähigkeit verloren haben, die anderen sind die sogenannten G_0-Zellen, welche sich nicht in einem Proliferationsstadium befinden, jedoch jederzeit wieder in den Zellzyklus eintreten können, was vor allem der Fall sein kann, wenn sich als Folge der Tumorreduktion durch therapeutische Maßnahmen die Sauerstoffversorgung des Gewebes und damit das metabolische Milieu verbessert.

Die abgestorbenen sterilen und G_0-Zellen stellen das dritte Kompartiment dar. Diese nekrotischen Zellen werden teilweise weiter abgebaut und phagozytiert und bilden den Zellverlust des Tumors.

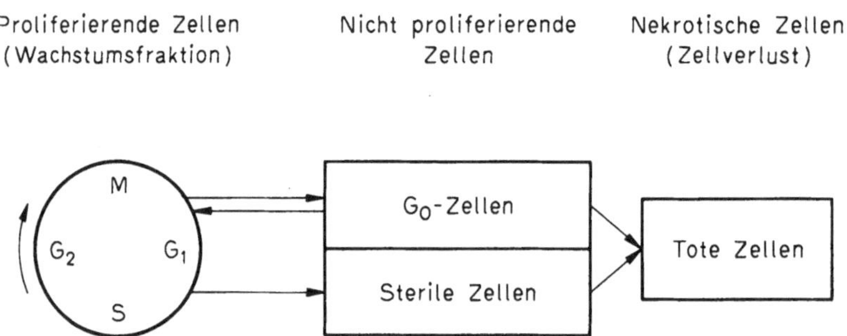

Abb. 13. Schematische Darstellung der drei Zellkompartimente eines undifferenzierten Astrozytoms

Im Verlauf des Tumorwachstums verändert sich das Verhältnis der drei Zellkompartimente zueinander und bestimmt damit die Wachstumsgeschwindigkeit der Geschwulst. Beginnende und kleine Tumoren bestehen praktisch nur aus proliferierenden Zellen, so daß das Größenwachstum anfänglich exponentiell verläuft. Mit zunehmender Größe nimmt die Zahl der nicht proliferierenden und nekrotischen Zellen dauernd zu, und ein Teil der neugebildeten Zellen wird durch den Abbau von nekrotischen Zellen ausgeglichen, so daß sich das Größenwachstum immer mehr verlangsamt. Leider erfolgt die Diagnosestellung eines undifferenzierten Astrozytoms praktisch immer erst in diesem Stadium, in dem bereits die Hauptmasse des Tumors aus nicht proliferierenden und nekrotischen Zellen besteht, so daß die Erfolgsaussichten einer Chemotherapie mit einem phasenspezifischen Zytostatikum gering sind. Die klinischen Erfahrungen haben diese Annahme bestätigt, indem praktisch alle Zytostatika, die eine gewisse Aktivität gezeigt haben, phasenunspezifische Medikamente sind, welche auch auf die G_0-Zellen einwirken können.

b) Zellkinetik

Genauere Angaben der zellkinetischen Parameter verdanken wir vor allem den Arbeiten von Hoshino u. Wilson (24–27). In normalen histopathologischen Schnitten können die Zellen, die sich gerade in der Mitose befinden, identifiziert werden, während die anderen Phasen der proliferierenden Zellen nicht von den nicht proliferierenden Zellen unterschieden werden können. Wenn jedoch präoperativ radioaktiv markiertes Thymidin intravenös gegeben wird, bauen die Zellen in der S-Phase dieses Thymidin in ihre DNS ein und können dann mit autoradiographischer Technik identifiziert werden. Aus dem Verhältnis von markierten Zellen zur Gesamtzahl der Zellen, dem sogenannten Markierindex (Labelingindex), kann auf die Größe der Wachstumsfraktion geschlossen werden (25). In den Untersuchungen von Hoshino et al. war der Markierindex in den zentralen, nekrotischen Tumoranteilen praktisch null, während er in periphererem, solidem Tumorgewebe bis 15% betrug. Daraus errechneten diese Autoren für die vitalen Tumoranteile eine Wachstumsfraktion von bis zu 30%. Je höher der histologische Entdifferenzierungsgrad war, desto höher war auch der Markierindex und desto kürzer die durchschnittliche Überlebenszeit (Tabelle 9). Dagegen war sowohl die Dauer der S-Phase, welche konstant zwischen 7 und 13 Std betrug, als auch die durchschnittliche Zellzykluszeit (Generationszeit) von drei Tagen unabhängig vom Differenzierungsgrad. Der unterschiedliche klinische Verlauf von differenzierten und undifferenzierten Astrozytomen ist also nicht eine Folge von verschiedenen Zellzykluszeiten, sondern ist durch die unterschiedliche Größe der Wachstumsfraktionen bedingt.

Tabelle 9. Durchschnittlicher Markierindex von Astrozytomen mit unterschiedlichem Differenzierungsgrad. Nach Hoshino (25)

Tumorgrad	n	Markierindex
Astrozytom I und II	3	0,8 (0,3–0,9)
Astrozytom III	7	4,0 (2,2–8,3)
Astrozytom IV	13	9,3 (4,5–15,9)

Die Kenntnis dieser zellkinetischen Parameter ist für das Verständnis des biologischen Verhaltens und des klinischen Verlaufes der undifferenzierten Astrozytome unerläßlich, für die praktische Durchführung der Chemotherapie hat sie jedoch keine entscheidende Bedeutung, da diese Zahlen nur Annäherungswerte darstellen und sowohl innerhalb desselben Tumors wie auch von einem Tumor zum andern eine große Streubreite aufweisen können.

2. Spezielle pharmakologische Probleme

Durch die Lokalisation im Zentralnervensystem ergeben sich für die Chemotherapie der undifferenzierten Astrozytome ganz spezifische Probleme. Das mit rund 50 Jahren relativ niedrige Durchschnittsalter und der auch im fortgeschrittenen Stadium oft erstaunlich gute Allgemeinzustand mit normalen Leber-, Nieren- und Knochenmarksfunktionen sind günstige Faktoren für eine zytostatische Therapie. Die Entwicklung des neoplastischen Prozesses in einem Organ mit sehr geringer proliferativer Aktivität und die Seltenheit der spontanen extrathekalen Metastasierung wären optimale Voraussetzungen für eine lokale, regionale oder intrathekale Chemotherapie. Leider werden diese Vorteile durch die Empfindlichkeit des neuralen Gewebes auf toxische Substanzen und die selektive Permeabilität der Blut-Hirn-Schranke wieder bei weitem aufgehoben.

a) Blut-Hirn-Schranke

Das Substrat der Blut-Hirn-Schranke (51) bilden die Endothelzellen der Kapillaren, die im Gegensatz zu anderen Organen dicht aneinanderliegen und keine Fenestrierungen und Lücken aufweisen, durch die Flüssigkeit mit Proteinen und anderen hochmolekularen Substanzen austreten kann. Die Endothelzellen weisen wenig bis keine pinozytotische Bläschen auf, dafür ist der Gehalt an Mitochondrien erhöht, was darauf schließen läßt, daß die Zellen über Energie benötigende spezifische Transportmechanismen verfügen. Die Permeabilität ist am größten für kleinmolekulare, nicht ionisierte, lipidlösliche, nicht an Proteine gebundene Substanzen. Zytostatika, die nicht über diese Eigenschaft verfügen, können nicht in genügend großer Konzentration in das Gewebe des Zentralnervensystems übertreten. Diese selektive Permeabilität kann zur Folge haben, daß sich unter einer Chemotherapie Hirnmetastasen entwickeln können, während der Primärtumor in einem anderen Organ eine Regression zeigt. Auch bei der zytostatischen Behandlung von undifferenzierten Astrozytomen spielt die Blut-Hirn-Schranke eine entscheidende Rolle, wobei zu berücksichtigen ist, daß sie im Tumor selbst ganz oder teilweise aufgehoben ist (33). Diese erhöhte Permeabilität der Tumorkapillaren beruht auf Lücken und Unregelmäßigkeiten in den sonst dichten Verbindungen der Endothelzellen (41), so daß auch hochmolekulare, wasserlösliche Substanzen, wie zum Beispiel Inulin (2), in den erweiterten Extrazellulärraum des Tumors und von dort durch Diffusion in die peripheren Anteile der Geschwulst und ins peritumorale Marklager gelangen, wo die Blut-Hirn-Schranke wieder intakt ist. Durch die Diffusion entsteht jedoch ein Gradient, so daß zum Beispiel die Konzentration eines Zytostatikums in den peripheren Anteilen, wo sich der Hauptteil der proliferierenden Zellen befindet, kleiner ist als im Tumorzentrum, das praktisch nur aus nekrotischen und nicht proliferierenden Zellen besteht. Um eine genügend hohe Konzentration eines wasserlöslichen Zytostatikums in der peripheren Infiltrationszone des Tumors zu erreichen, muß das Medikament in hoher Konzentration über längere Zeit infundiert werden, was wiederum die toxischen Nebenwirkungen stark erhöht (2, 33). Kleinmolekulare, nicht an Proteine gebundene, lipidlösliche Medikamente, die die Blut-Hirn-Schranke durchdringen und eine homogene Konzentration sowohl im Tumor als auch in der Infiltrationszone des peritumoralen Marklagers bewirken, sind deshalb für die Chemotherapie der undifferenzierten Astrozytome am besten geeignet.

b) Veränderung der Blut-Hirn-Schranke durch Bestrahlung

Sowohl nach den experimentellen wie nach den klinischen Erfahrungen scheinen die Endothelzellen der Hirnkapillaren besonders empfindlich auf Strahlen zu sein, so daß durch eine Röntgenbestrahlung eine Schädigung und damit eine Störung der Blut-Hirn-Schranke bewirkt werden kann. Der Grund der Schädigung ist dosisabhängig, wobei im Tierexperiment erst eine Dosis von 30 Gy eine Wirkung zeigte. Dosen über 50 Gy können chronische Schäden verursachen (4, 44), welche dann die im Kapitel VI beschriebenen Komplikationen der Radiotherapie zur Folge haben können. Theoretisch sollten gleichzeitig mit der Radiotherapie verabreichte Zytostatika wegen der verminderten Blut-Hirn-Schranke in höherer Konzentration in den Tumor gelangen und damit den Effekt der Radiotherapie verstärken. In der von uns durchgeführten Studie mit CCNU, Procarbazin und Bleomycin (vgl. Abb. 1) war dies jedoch nicht der Fall (64). Dagegen scheint die Störung der Blut-Hirn-Schranke dafür verantwortlich zu sein, daß durch die Kombination von Radiotherapie und Zytostatika die toxischen Nebenwirkungen verstärkt werden können (63).

c) Osmotische Veränderungen der Blut-Hirn-Schranke

Eine andere Möglichkeit, die Blut-Hirn-Schranke zu öffnen, ist die intraarterielle Infusion von hypertonischen Lösungen in die A. carotis interna (45, 47, 74). Der Effekt beruht auf der osmotischen Dehydrierung der Endothelzellen, welche schrumpfen, wodurch in den dichten Zellverbindungen Lücken entstehen. Wenn im Anschluß an die Infusion der osmotischen Lösungen eine Substanz wie zum Beispiel Methotrexat, das normalerweise die Blut-Hirn-Schranke nicht passiert, intraarteriell infundiert wird, kann im Tierexperiment eine bis zu 7fach höhere Konzentration im Hirnparenchym erreicht werden. Bevor diese Methode beim Menschen angewendet werden kann, muß noch genau abgeklärt werden, ob die Durchbrechung dieser physiologischen Barriere nicht mit einer großen Neurotoxizität verbunden ist, vor allem nach wiederholter Anwendung.

d) Umgehung der Blut-Hirn-Schranke durch intratumorale oder intrathekale Applikation

Zur intratumoralen Applikation können verschiedene Techniken verwendet werden. Ringkjob (57) kleidete das Tumorbett nach der Resektion von undifferenzierten Astrozytomen mit Gelatine aus, welche mit Zytostatika getränkt war. Die Überlebenszeiten wurden dadurch jedoch nicht signifikant verlängert. In einigen Fällen legte er postoperativ einen Katheter in die Tumorhöhle, damit die Zytostatika wiederholt angewendet werden konnten, eine Technik, die auch von Garfield et al. zur Injektion von Methotrexat (14) resp. BCNU (15) verwendet wurde. Technisch war die Injektion ohne größere Probleme und die Nebenwirkungen waren gering, eine signifikante Beeinflussung des Krankheitsverlaufes wurde jedoch trotz oberflächlicher Nekrotisierung des Tumorbettes nicht erreicht. Ermutigender sind die tierexperimentellen Resultate von Tator et al. bei Ependymoblastomen von Mäusen, welche mit stereotaktisch in den Tumor injiziertem Methotrexat (81) resp. CCNU (80) behandelt wurden. Auch bei hohen Dosen war die Toxizität geringer als bei intraperitonealer Applikation. Während Methotrexat keinen Effekt zeigte, wurde durch CCNU die mittlere Überlebenszeit verlängert und ein großer Teil der Tiere überlebte, während alle Kontrollen starben. Diese Technik sollte in klinischen Versuchen noch weiter evaluiert werden.

Die direkte Instillation in den Liquor stellt eine weitere Möglichkeit zur Umgehung der Blut-Hirn-Schranke dar. Dabei ergibt eine direkte intraventrikuläre Injektion die höchsten und homogensten Konzentrationen (73). Die Applikation erfolgt mittels eines Ommaya- oder Rickham-Reservoirs, welches subkutan implantiert wird und mit einem Ventrikelkatheter verbunden ist (48). Die Injektion kann ambulant gemacht werden und ist nach unseren Erfahrungen technisch einfach und komplikationslos (65). Wegen der mit einer hohen Liquorkonzentration verbundenen Neurotoxizität können jedoch nur wenige Zytostatika, praktisch nur Methotrexat und Cytosin-Arabinosid, intrathekal appliziert werden. Gute Indikationen für eine intrathekale Chemotherapie sind die meningeale Karzinomatose und intraventrikuläre Tumoren, während tief im Marklager lokalisierte Neoplasmen, wie das bei der Mehrzahl der undifferenzierten Astrozytome der Fall ist, wegen des durch die lange Diffusionsstrecke bedingten Konzentrationsgradienten dafür nicht geeignet sind. Ushio et al. (83) konnten in Mäusegliomen zwar nachweisen, daß bei intrathekaler Applikation mehr Methotrexat sich im Tumor anreicherte als bei intravenöser Injektion, die Tumoren waren jedoch hauptsächlich ventrikelnah lokalisiert. Bei undifferenzierten Astrozytomen des Großhirns eignet sich die intraventrikuläre Chemotherapie nur zur Behandlung einer eventuellen intrathekalen Dissemination, was jedoch nur bei Kontrolle des Primärtumors sinnvoll ist und durch das schlechte Ansprechen auf Methotrexat (14) limitiert wird.

e) Intraarterielle Chemotherapie

Da die undifferenzierten Astrozytome des Großhirns nicht selten im Versorgungsgebiet einer großen Hirnarterie lokalisiert sind, stellt sich die Frage, ob durch eine regionale Chemotherapie mittels Injektion des Zytostatikums in die A. carotis interna oder A. vertebralis eine besondere Wirkung erzielt werden kann. Der Vorteil dieser Applikation besteht in der höheren Medikamentenkonzentration, die im Tumor erreicht wird. Levin et al. (40) fanden beim Affen nach intraarterieller Infusion von radioaktivem BCNU in der von der entsprechenden A. cerebri media versorgten Region eine 4- bis 5fach so hohe Konzentration wie nach intravenöser Gabe. Ein weiterer Vorteil stellt die verminderte systemische Toxizität dar (9). Demgegenüber steht die erhöhte Neurotoxizität und vor allem die Komplikationen, die mit multiplen Arterienpunktionen oder der längeren Verweildauer eines intraarteriellen Katheters verbunden sind. Dadurch können Spasmen, Thromben oder Embolien verursacht werden, die dann schwere ischämische Komplikationen zur Folge haben können. Verschiedene Zytostatika wurden mit unterschiedlicher Toxizität und Erfolg intraarteriell appliziert (5, 21), ohne daß ein einzelnes Medikament eine so große Wirksamkeit gezeigt hätte, welche die ischämischen Gefahren der intraarteriellen Injektion aufgewogen hätte. Die intraarterielle Applikation von Zytostatika hat deshalb bei der Chemotherapie der undifferenzierten Astrozytome des Großhirns keine praktische Bedeutung erlangt.

3. Gebräuchliche Zytostatika

Praktisch alle in der Onkologie verwendeten Zytostatika wurden auch auf ihre Wirksamkeit bei undifferenzierten Astrozytomen geprüft. Die meisten Arbeiten ermöglichen jedoch wegen der kleinen Anzahl untersuchter Patienten und der Kriterien, die zur Beurteilung des Therapieerfolges verwendet wurden, keine schlüssige Beurteilung. Ferner wurden oft für so verschiedenartige Tumoren wie undifferenzierte Astrozytome, Medulloblastome und Hirnmetastasen unter dem Sammelbegriff „maligne Hirntumoren" pauschale Remissionsraten angegeben, so daß eine differenzierte Beurteilung nicht möglich ist. Die nach unseren Erfahrungen notwendigen Beurteilungskriterien wurden schon in Kapitel III diskutiert und sind in der Tabelle 5 zusammengefaßt. Bei der folgenden Diskussion sind nur Arbeiten berücksichtigt worden, welche die zytostatische Wirkung nach diesen oder ähnlichen Kriterien bei mindestens10–15 Patienten mit undifferenzierten Astrozytomen des Großhirns untersuchten. Dabei muß beachtet werden, daß bei praktisch allen Arbeiten Rezidive nach vorausgegangener Operation und Bestrahlung behandelt wurden, was eine gewisse Selektion des Krankengutes bedeutet.

a) Nitrosoharnstoffderivate

Die Nitrosoharnstoffderivate BCNU (1,3-Bis(2-chloroethyl)-1-nitrosourea), CCNU (1-(2-chloroethyl)-3-cyclohexylnitrosourea) und Methyl-CCNU haben sich als die wirksamsten Zytostatika erwiesen (36, 37, 87, 91). Diese kleinmolekularen, lipidlöslichen, nicht ionisierten und nicht an Proteine gebundenen Substanzen durchdringen die Blut-Hirn-Schranke und erreichen dadurch auch bei systemischer Applikation eine genügend hohe Konzentration im Hirnparenchym. BCNU wird intravenös appliziert, während CCNU und Methyl-CCNU oral gegeben und schnell resorbiert werden. Die verwendeten Dosierungen sind in Tabelle 10 zusammengestellt. Die Liquorkonzentration beträgt 15–30% der gleichzeitigen Serumkonzentration (89). Der genaue Wirkungsmechanismus ist unbekannt. Wahrscheinlich wirken diese Zytostatika sowohl durch Hemmung der Purin- und Proteinsynthese, als auch durch Alkylierung der DNS. Sie sind deshalb weitgehend phasenunspezifisch und können auch auf die bei undifferenzierten Astrozytomen vorherrschenden nichtproliferierenden Zellen einwirken. Sowohl in Gewebskulturen menschlicher Astrozytome (6) als auch in experimentellen Gliomen von Mäusen (16, 69, 71) wurde ihre Wirksamkeit nachgewiesen, wobei im Tiermodell BCNU den größten Effekt hatte. Die Resultate der wichtigsten klinischen Phase-II-Studien sind in Tabelle 13 zusammengestellt. Danach scheint BCNU etwas wirksamer als CCNU und dieses wiederum etwas besser als Methyl-CCNU zu sein.

Als Nebenwirkungen treten am Einnahmetag nach erfolgter Absorption durch zentrale Stimulation Nausea und Erbrechen ein. Bei vielen Patienten kommt es zu einer leichten Erhöhung der SGOT, LDH und alkalischen Phosphatase ohne kumulativen Effekt und ohne klinische Symptome. Häufig und limitierend ist die dosisabhängige Thrombo- und Leukopenie, welche 4–5 Wochen nach der Einnahme nachgewiesen werden kann. Der

Tabelle 10. Nitrosoureaderivate

Chlorethylnitrosourea

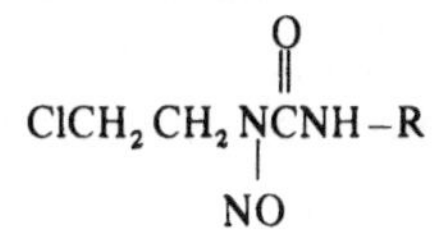

$$\mathrm{ClCH_2CH_2N(NO)C(=O)NH{-}R}$$

BCNU	R =	CH_2CH_2Cl
CCNU	R =	$-CH\langle(CH_2-CH_2)_2\rangle CH_2$
Methyl-CCNU	R =	$-CH_2\langle(CH_2-CH_2)_2\rangle CH_2-CH_3$

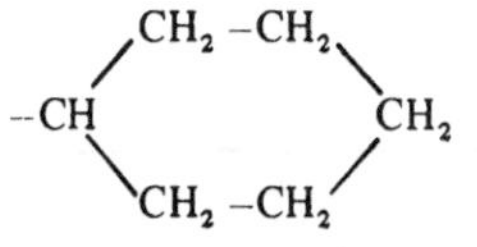

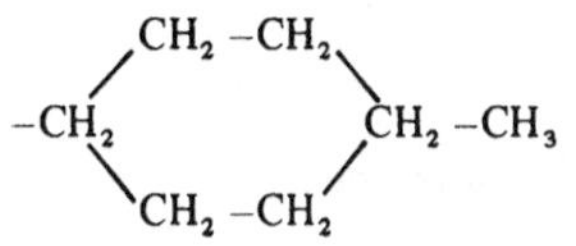

Liquorgängigkeit: Penetrieren Blut-Hirn-Schranke gut

Wirkungsmechanismus: Nicht genau geklärt, phasenunspezifisch, Alkylierung, ferner Hemmung der Purin- und Proteinsynthese

Dosierung:		
	BCNU	80 mg/m^2 täglich i.v. während 3 Tagen, alle 6–8 Wochen oder
		200–220 mg/m^2 eine Dosis i.v. alle 6–8 Wochen
	CCNU	120–130 mg/m^2 eine Dosis p.o. alle 6–8 Wochen
	Methyl-CCNU	200–220 mg/m^2 eine Dosis p.o. alle 6–8 Wochen

Nebenwirkungen: Nausea und Erbrechen am Einnahmetag
Thrombo- und Leukopenie nach 4–5 Wochen

tiefste Wert der Thrombozyten tritt etwa 1 Woche vor dem tiefsten Punkt der Leukozyten auf. Diese hämatologische Toxizität zeigt eine Kumulation und zwingt manchmal schon nach wenigen Kuren zu einer Reduktion der Dosis. Eine monatelange Applikation von Nitrosoureaderivaten kann zu einer irreversiblen chronischen interstitiellen Nephritis mit eventuellem Nierenversagen führen (62). Auch eine interstitielle Lungenfibrose nach längerer BCNU-Therapie ist beschrieben worden (3, 77).

b) Procarbazin (Natulan) (Tabelle 11)

Das Methylhydrazinderivat Procarbazinhydrochlorid, welches oral verabreicht werden kann, wird in vivo zu einer lipidlöslichen Azoverbindung oxydiert (36) und penetriert damit die Blut-Hirn-Schranke. Der genaue

Wirkungsmechanismus ist unbekannt, wahrscheinlich wirkt es durch Depolymerisierung der DNS und ist damit phasenunspezifisch. Die antineoplastische Wirkung hat keinen Zusammenhang mit der leichten MAO-Hemmung dieses Medikamentes. Weil es eine gute Aktivität im Tierversuch bei intrazerebraler Leukämie L_{1210} und bei Ependymoblastomen von Mäusen zeigte (16), wurde es in einer Phase-II-Studie (34) mit malignen Hirntumoren evaluiert und zeigte eine gute Wirkung bei undifferenzierten Astrozytomen (Tabelle 13).

Tabelle 11. Procarbazin (Natulan)

$(H_3C)_2CH-NH-CO-C_6H_4-CH_2-NH-NH-CH_3 \cdot HCl$

Liquorgängigkeit: Penetriert Blut-Hirn-Schranke gut

Wirkungsmechanismus: Genauer Mechanismus unbekannt, phasenunspezifisch, wahrscheinlich Depolymerisierung der DNS

Dosierung: 150 mg/m^2 p.o. täglich für 4 Wochen mit anschließend 4 Wochen Pause

Nebenwirkungen: Anfänglich Nausea und Erbrechen
Myelosupression nach 2–8 Wochen

Leider sind Nausea und Erbrechen in den ersten Tagen der Kur oft so stark, daß dadurch die tägliche Einnahme des Medikamentes erschwert bis verunmöglicht wird. Durch eine langsame Steigerung der Dosis können manchmal diese Symptome gemildert werden. Die schwerwiegendste Nebenwirkung ist eine nach 2–8 Wochen auftretende Leuko- und Thrombopenie, welche sich nach Absetzen des Medikamentes meistens in 2–3 Wochen wieder erholt.

c) Epipodophyllotoxonderivat VM 26 (PTG) (Tabelle 12)

Das semisynthetische Epipodophyllotoxinderivat 4-Dimethyl-podophyllotoxin-β-D-thenylideneglucosid (VM26) ist lipidlöslich, hat jedoch ein relativ großes Molekulargewicht, so daß es die Blut-Hirn-Schranke nur mäßig durchdringt. 24 Std nach der Applikation sind im Liquor nur 1% der Plasmakonzentration nachweisbar, bei einem Patienten mit operiertem und bestrahltem Hirntumor fanden sich dagegen noch 27% (61). VM 26 ist ein phasenspezifisches Zytostatikum und hemmt sowohl Zellen in der Mitose als auch Zellen in G_2, welche sich für die Mitose vorbereiten (61). Es wird intravenös als Kurzinfusion gegeben, wobei bei zu schneller Infusion eine Hypotension auftreten kann. Seine antineoplastische Wirkung gegen Gliome wurde in Gewebskulturen menschlicher Hirntumoren (6), in intrazerebralen Ependymoblastomen von Mäusen (70) und in einer klinischen

Tabelle 12. VM 26

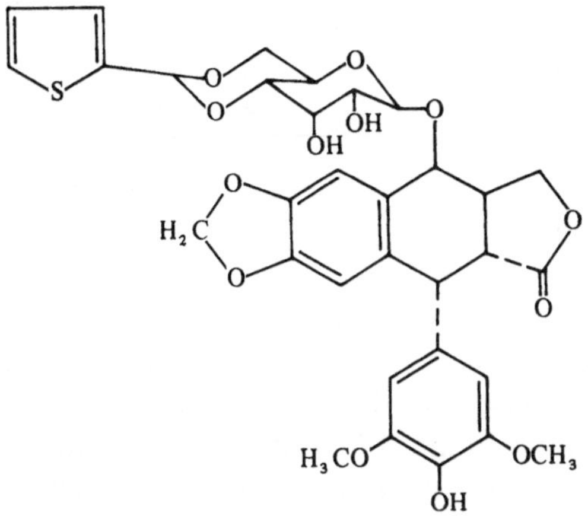

Liquorgängigkeit: Penetriert Blut-Hirn-Schranke mäßig

Wirkungsmechanismus: Phasenspezifisch, Hemmung der M- und G_2-Phase

Dosierung: 100–130 mg/m^2 als Kurzinfusion 1mal/Woche

Nebenwirkungen: Hypotension bei zu schneller Infusion
Nausea und Erbrechen
Leuko- und Thrombopenie
Allergische Reaktionen

Phase-II-Studie (76) nachgewiesen (Tabelle 13). Die Neurotoxizität gegenüber normalem und embryonalem Hirngewebe war in vitro nur gering (6). Als Nebenwirkungen können nach der Infusion gastrointestinale Symptome wie Nausea, Erbrechen und weniger häufig Diarrhö auftreten, ferner vor allem nach wiederholter Applikation allergische Reaktionen mit Erythem, Fieber und selten auch einem anaphylaktischen Schock. Die Myelosupression mit vor allem einer Leukopenie kann dosislimitierend sein, während Thrombopenien weniger häufig sind. Ferner kann bei einem Teil der Patienten eine reversible Alopezie auftreten.

Tabelle 13. Remissionsraten der gebräuchlichen Zytostatika

Autor	Medikament	n	Remissions-raten	Mittlere Remissions-dauer (Monate)
Walker u. Hurwitz (88)	BCNU	20	10 (50%)	–
Wilson (91)	BCNU	40	20 (50%)	9
Rosenblum et al. (59)	CCNU	17	8 (41%)	5
Wilson (91)	CCNU	22	10 (45%)	6
Hildebrand u. Brihaye (21)	CCNU	27	8 (29%)	7
Young et al. (92)	Methyl-CCNU	15	2 (13%)	5
Tranum u. Swog (82)	Methy-CCNU	29	8 (28%)	–
Wilson (91)	Procarbazin	20	10 (50%)	6
Slansky et al. (76)	VM 26	15	5 (33%)	–

d) Vincristin (Oncovin)

Vincristin ist ein Alkaloid, das aus der Pflanze Vinca rosea isoliert wird. Es ist ein komplexes Molekül, das die intakte Blut-Hirn-Schranke nicht penetriert. Die Wirkung is phasenspezifisch und beruht auf einer Hemmung der Mitose durch Bindung an die mikrotubulären Proteine, die für die mitotische Spindelformation notwendig sind. Die theoretischen Voraussetzungen für eine erfolgreiche Chemotherapie bei undifferenzierten Astrozytomen sind also nicht gegeben. Im Tierexperiment konnte bei Gliomen von Mäusen keine Wirkung nachgewiesen werden (69). In verschiedenen klinischen Studien wurden nach intravenöser (5, 35) und intraarterieller (49) Applikation Remissionen beschrieben, weswegen vermutet werden darf, daß eine gewisse Wirksamkeit vor allem bei malignen Gliomen im Kindesalter vorhanden ist (60, 66), eine nach modernen Kriterien beurteilbare Phase-II-Studie bei einer größeren Anzahl von Patienten mit undifferenzierten Astrozytomen des Großhirns wurde unseres Wissens jedoch noch nie durchgeführt. Limitierend für die Anwendung von Vincristin ist seine Toxizität. Es ist nur in geringem Maße knochenmarkstoxisch, hat jedoch häufig eine ausgeprägte Neurotoxizität, die sich in einer peripheren Polyneuropathie manifestiert, welche auch nach Absetzen des Medikamentes manchmal nur teilweise reversibel ist. Vincristin wurde deswegen in neuerer Zeit vor allem in kleineren Dosen als bei der Monotherapie in Kombination mit hämatotoxischen Zytostatika angewendet.

e) Methotrexat (Amethopterin)

Methotrexat ist ein Antimetabolit, der durch irreversible Bindung an die Folsäurereduktase die Umwandlung von Folsäure in Tetrahydrofolsäure blockiert, wodurch der Aufbau des Thymidins und der Purine in der Zelle gehemmt wird. Es ist phasenspezifisch und durchdringt die Blut-Hirn-Schranke nicht, so daß es sich bei parenteraler Anwendung in der üblichen Dosierung nicht zur Chemotherapie für im Hirnparenchym lokalisierte Tumoren eignet. Bei Ependymoblastomen von Mäusen war Methotrexat ineffektiv (71). Auch bei lokaler Applikation konnte weder im Tierversuch (81) noch in einer klinischen Studie (14) eine signifikante Wirkung nachgewiesen werden. Die wenigen Fälle, in denen nach intraarterieller (8) oder intravenöser "high dose"-Applikation mit nachfolgender Neutralisierung durch Citrovorumfaktor (58) eine Remission beschrieben wurde, lassen noch keine schlüssige Beurteilung dieser Behandlungsmöglichkeit zu. Im heutigen Zeitpunkt ist die einzige Indikation für Methotrexat die intrathekale Applikation als Teil der Therapie von intraventrikulären Tumoren mit intrathekaler Dissemination wie z.B. Medulloblastomen und malignen Ependymomen.

f) 5-Fluorouracil

5-FU ist ein Pyrimidinantagonist, welcher die Synthese des Thymidins und damit der DNS blockiert. Es durchdringt die Blut-Hirn-Schranke und wäre deshalb ein geeignetes Medikament für die Chemotherapie von undifferenzierten Astrozytomen. In Gewebskulturen von menschlichen Gliomen zeigte es jedoch nur eine leichte antineoplastische Aktivität (6), und bei experimentellen Gliomen von Mäusen konnte keine Wirkung nachgewiesen werden (69). In Kombination mit BCNU (Tabelle 15) verstärkte es dessen Effekt nicht wesentlich und auch als adjuvante Behandlung nach der Operation zusammen mit der Nachbestrahlung zeigte sich keine zusätzliche Wirkung (Tabelle 16).

g) Mithramycin

Mithramycin ist ein Antibiotikum, das aus einer Streptomycesart isoliert wird. Es blockiert vor allem die RNS-Synthese, daneben in weniger großem Ausmaß die DNS- und Proteinsynthese. Es ist nicht lipidlöslich und penetriert die Blut-Hirn-Schranke nicht. Die Regression von Hirnmetastasen während der Behandlung von disseminierten Karzinomen mit Mithramycin weckte das Interesse für die Hirntumorchemotherapie. In Ependymoblastomen von Mäusen konnte jedoch keine Wirkung nachgewiesen werden (71). In zwei klinischen Phase-II-Studien (32), beschrieben dann Ransohoff u. Kennedy kurzfristige Remissionen bei undifferenzierten Astrozytomen. Wegen der kurzen Dauer der Remission und der ausgeprägten Toxizität des Medikamentes fand es aber als Monochemotherapie keine weitere praktische Verwendung. Mithramyin wurde jedoch als adjuvante Behandlung in der ersten Studie der amerikanischen BTSG evaluiert (84), wobei diese Untersuchung wiederum keine positive Wirkung des Zytostatikums zeigte (Tabelle 16).

h) Bleomycin

Bleomycin ist ein Antibiotikum, das in Japan aus Streptomyces verticillus isoliert wurde. Es besteht aus einer Mischung von verschiedenen Polypeptiden, von denen die sog. A2-Fraktion, welche etwas mehr als 50% der Präparation ausmacht, die wirksamste Substanz ist. Es blockiert Zellen in der G_2- und M-Phase, wobei der genaue Wirkungsmechanismus unbekannt ist. Ferner hemmt es auch die DNS-Synthese. Als wasserlösliche, großmolekulare Substanz durchdringt es wahrscheinlich die Blut-Hirn-Schranke nicht. Der Nachweis von radioaktiv markiertem Bleomycin sowohl in Gliomen von Mäusen (18) als auch in menschlichen Hirntumoren (19, 42) kann als Folge der im Tumor selbst aufgehobenen Blut-Hirn-Schranke erklärt werden. Diese intratumorale Anreicherung hat jedoch keine prognostische Bedeutung für eine eventuelle Remission (30). In Gewebskulturen menschlicher Gliome zeigte Bleomycin nur eine schwache Wirkung (6), während in Mausgliomen nur mit sehr hohen Dosen eine antineoplastische Wirkung erreicht werden konnte (18). Jorgensen (31) wies in Gewebskulturen eine synergistische Wirkung mit der Radiotherapie nach. Wir konnten jedoch in einer klinischen Studie (64) (Abb. 1) diesen Synergismus nicht bestätigen. Takeuchi berichtete über eine positive Wirkung als adjuvante Therapie nach der Strahlentherapie in einer unkontrollierten Studie, konnte diesen Effekt jedoch in einer späteren Arbeit nicht bestätigen (78, 79). In einer prospektiven randomisierten Studie der skandinavischen "Glioblastoma-study-group" (1), welche die Wirkung der postoperativen Radiotherapie mit oder ohne adjuvante Bleomycinbehandlung untersuchte, konnte auch keine positive Wirkung von Bleomycin auf die Überlebenszeiten nachgewiesen werden. Aus diesen Ergebnissen darf geschlossen werden, daß Bleomycin für die Chemotherapie von undifferenzierten Astrozytomen nicht geeignet ist.

4. Kombinationschemotherapie

Durch die Kombination verschiedener Zytostatika wurden bei den meisten Malignomen höhere Remissionsraten erzielt als mit einzelnen Medikamenten. Dabei wird die Tatsache ausgenützt, daß sich verschiedene Zellen eines Gewebes in verschiedenen Phasen des Zellzyklus und demnach auch in Phasen unterschiedlicher Empfindlichkeit gegenüber Zellgiften befinden. Dadurch kann eine Steigerung der tumoriziden Wirkung erreicht werden, während durch verschiedenartige Nebenwirkungen die Toxizität nicht unbedingt vermehrt wird. Voraussetzung für ein Zytostatikum, welches in Kombination verwendet wird, ist seine bewiesene Antitumorwirkung als Einzelsubstanz.

Der Hauptbestandteil jeder Kombinationschemotherapie eines undifferenzierten Astrozytoms sollte ein Nitrosoharnstoffderivat sein, da die Wirksamkeit am besten dokumentiert und die Applikation am einfachsten ist. Leider hat weder die Kombination BCNU plus Procarbazin (38), noch CCNU plus Procarbazin plus Vincristin (17) signifikant bessere Resultate ergeben als die Monochemotherapie mit BCNU oder CCNU (Tabelle 15). Auch die Kombination der Nitrosoharnstoffderivate mit einem phasenspezifischen Zytostatikum wie Vincristin (13), 5-FU (39) oder Vincristin plus Methotrexat (22) steigerten die Wirksamkeit nicht. Pouillart vermutete aufgrund von experimentellen Resultaten (52) und einer klinischen Studie (53), daß die sequentielle Applikation von VM 26 und CCNU einen potentialisierenden Effekt habe. In einer späteren Studie verwendeten sie die Dreierkombination Adriamycin, VM 26 und CCNU (54), folgerten dann jedoch, daß Adriamycin keine zusätzliche Wirkung erbrachte. Diese Tatsache ist gut verständlich, da Adriamycin eine großmolekulare, wasserlösliche Substanz ist, welche die Blut-Hirn-Schranke nicht durchdringt und auch bei experimentellen Mausgliomen keine Wirkung zeigte (36). Pouillart et al. (54) benutzen VM 26 und CCNU in hohen Dosen alle 4–5 Wochen, wobei sie wegen der kumulativen Toxizität von CCNU dieses Intervall immer mehr verlängern mußten. Je länger aber das Intervall zwischen den Kuren war, desto mehr Patienten zeigten ein Rezidiv ihres Tumors. Die Toxizität des CCNU kann jedoch reduziert werden, wenn kleinere Dosen in kürzeren Intervallen gegeben werden (28). Wir verwendeten deshalb die Kombination VM 26 plus CCNU mit absteigenden CCNU-Dosen, wobei das Intervall zwischen den Kuren konstant vier Wochen betrug. (67). VM 26 wurde am Tag 1 in einer Dosis von 120 mg/m^2 als Kurzinfusion appliziert. Am Tag 2 wurde CCNU oral verabreicht, und zwar initial 120 mg/m^2, in der zweiten Kur 100–120 mg/m^2 und in den folgenden Kuren 80–100 mg/m^2 je nach hämatologischer Verträglichkeit. Die Dosen wurden entsprechend den in Tabelle 14 angegebenen Werten der Leukozyten und Thrombozyten modifiziert.

Mit dieser einfachen Dosierung, welche die Applikation ambulant ermöglichte und welche keine ausgeprägte hämatologische Toxizität zeigte, war die Remissionsrate ähnlich wie diejenige von Pouillart et al. (54) (Tabelle 15).

Tabelle 14. Dosismodifikation von VM 26 und CCNU

Leukozyten ($\cdot 10^3/mm^3$)	Thrombozyten ($\cdot 10^3/mm^3$)	Dosis
$> 3{,}0$	> 100	100%
2,5–3,0	70–100	75%
$< 2{,}5$	< 70	0

Tabelle 15. Remissionsraten mit Kombinationschemotherapie

Autor	Medikamente	n	Remissionsraten	Mittlere Remissionsdauer (Monate)
Wilson (91)	BCNU + Vincristin	12	6 (50%)	4
Levin (39)	BCNU + Procarbazin	45	13 (30%)	8
Levin et al. (40)	BCNU + 5-Fluorouracil	29	9 (31%)	8
Hildebrand (22)	CCNU + Vincristin + Methotrexat	15	6 (40%)	8
Gutin et al. (17)	CCNU + Vincristin + Procarbazin	30	12 (40%)	9
Pouillart et al. (54)	VM 26 + CCNU + Adriamycin	43	25 (58%)	6
Seiler et al. (67)	VM 26 + CCNU	20	11 (55%)	8

Die Resultate der verschiedenen Studien sind schwierig vergleichbar, weil nicht überall die gleichen Beurteilungskriterien verwendet wurden. Der Vergleich der beiden Tabellen 13 und 15 zeigt jedoch, daß die Kombinationschemotherapie der undifferenzierten Astrozytome nicht wesentlich bessere Resultate ergibt als die Monochemotherapie mit Nitrosoharnstoffderivaten. Nach unserer Erfahrung ist die Kombination von VM 26 plus CCNU etwas besser als CCNU allein, jedoch nicht besser als die Monochemotherapie mit BCNU.

5. Adjuvante Chemotherapie

Da ein klinisch manifester Tumor vorwiegend aus nichtproliferierenden und nekrotischen Zellen besteht, stellte sich die Frage, ob eine Chemotherapie nach der Tumorreduktion durch Chirurgie und Radiotherapie nicht effektiver ist, weil klinisch nicht manifeste kleine Tumorreste mehr proliferiende Zellen enthalten und theoretisch empfindlicher auf Zytostatika sein sollten. Ferner sind die Erfolgsaussichten der Chemotherapie umso größer, je kleiner die zu behandelnde Tumormasse ist. Das Problem der adjuvanten Chemotherapie wurde in verschiedenen klinischen Studien untersucht, wobei die Überlebenszeit nach der Operation oder das freie Intervall von der Operation bis zur erneuten Tumorprogression als Parameter gemessen wurde. Wie im Kapitel III bereits diskutiert wurde, erlaubt das freie Intervall eine genauere Aussage über die adjuvante Behandlung, da Steroide und die terminale Pflege des Patienten nicht das Resultat verfälschen. Es bedingt jedoch eine Selektion der Patienten und eine engmaschigere Kontrolle, da die Bestimmung des Endpunktes sonst schwierig ist.

a) Evaluation der adjuvanten Chemotherapie durch Messung der Überlebenszeit

Die Resultate verschiedener Studien mit adjuvanter Chemotherapie sind in Tabelle 16 zusammengefaßt. Bei allen diesen Studien handelt es sich um histologisch verifizierte Astrozytome Grad III und IV, welche verschiedene Nachbehandlungen erhielten, wobei Gruppen mit unterschiedlicher Therapie innerhalb derselben Studie gleich selektioniert wurden, so daß ein Vergleich möglich ist. Vergleiche zwischen den Studien sind jedoch nur bedingt möglich, da die Selektionskriterien nicht identisch sind. Eine adjuvante Chemotherapie mit BCNU (88) oder der von Heiss et al. (20) und Jellinger et al. (29) verwendeten Viererkombination ohne Radiotherapie war signifikant besser als keine Nachbehandlung. Diese Tatsache ist von Bedeutung bei der Indikationsstellung einer adjuvanten Chemotherapie nach der Operation eines schon bestrahlten Rezidivtumors. Die Resultate der adjuvanten Chemotherapie in Kombination mit Radiotherapie verglichen mit der Nachbestrahlung ohne gleichzeitige Zytostatika sind teilweise kontrovers. Für 5-FU (10), Mithramyin (84) und Methyl-CCNU (86) konnte keine adjuvante Wirkung nachgewiesen werden. Eine marginale Verlängerung der Überlebenszeit durch eine adjuvante Behandlung mit BCNU wurde in zwei Studien der amerikanischen BTSG signifikant nachgewiesen (85, 86). Die Resultate mit CCNU allein (11, 56) als auch in Kombination (29, 64) sind widersprüchlich, was durch eine verschiedene Patientenselektion, die verschiedenen Dosierungen oder die unterschiedliche Anwendung von Steroiden bedingt sein kann. Dagegen waren in der EORTC-Studie (11) die Überlebenszeiten der Patienten, die CCNU erst als Rezidivbehandlung erhielten, mit 62 Wochen signifikant besser als diejenige der Patienten, die direkt nach der Operation mit CCNU behandelt wurden

Tabelle 16. Mediane Überlebenszeiten mit adjuvanter Chemotherapie

Autoren	Medikament	n	Mediane Überlebenszeiten (Wochen) nach Chirurgie und – 1	CTh 2	RTh 3	RTh+CTh 4	Bemerkungen
Edland et al. (10)	5-FU	34	–	–	30	30	–––
Walker u. BTSG (84)	Mithramycin	96	15	19	36	43	Unterschied nicht statistisch signifikant
Reagan et al. (56)	CCNU	63	–	27	46	48	3 und 4 signifikant besser als 2
EORTC (11)	CCNU	23 [a]	–	–	21	31	4 signifikant besser als 3 [a]
Walker u. BTSG (85)	BCNU	303	17	25	37	40	2–4 signifikant besser als 1; 4 besser als 3 erst nach 18 Monaten
Walker u. BTSG (86)	MeCCNU	358	–	24	36	42	3 und 4 signifikant besser als 2
	BCNU					51	4 besser als 3 erst nach 18 Monaten
Andersen (1)	BLM	118	21	–	43	43	3 und 4 signifikant besser als 1
Shapiro u. Young (72)	BCNU + VCR	33	–	30	–	44	–––
Seiler et al. (64)	CCNU + PCB + BLM	52	–	–	51	56	4 nicht signifikant besser als 3
Jellinger et al. (29)	CCNU + PCB + VCR + MTX	100	22	43	43	57	4 signifikant besser als 2 und 3

[a] Steroidabhängige Patienten

Tabelle 17. Mediane progressionsfreie Intervalle mit adjuvanter Chemotherapie

Autor	Medikament	n	Medianes progressionsfreies Intervall (Wochen) nach Chirurgie – 1	CTh 2	RTh 3	RTh+CTh 4	Bemerkungen
Weir et al. (90)	CCNU	41	–	14	23	31	4 nicht signifikant besser als 3
EORTC (11)	CCNU	81	–	–	31	34	4 nicht signifikant besser als 3
EORTC (12)	CCNU + VM 26	116	–	–	30	39	4 nicht signifikant besser als 3
Seiler et al. (68)	CCNU + VM 26	31	–	–	40	65	4 nicht signifikant besser als 3
Jellinger et al. (29)	CCNU + PCB + VCR + MTX	100	16	29	29	30	4 nicht signifikant besser als 3

und die nur 43 Wochen betrug. Die Resultate unserer Studie (A) sind in der Abb. 2 dargestellt. Bei diesen Überlebenszeiten, welche keinen signifikanten Unterschied zeigen, ist zu beachten, daß es sich um Patienten mit operablen Tumoren handelte und alle eine postoperative Lebenserwartung von mehr als acht Wochen hatten.

b) Evaluation der adjuvanten Chemotherapie durch Messung des progressionsfreien Intervalls

Die Daten von fünf Studien, in denen die Wirkung einer adjuvanten Chemotherapie mit oder ohne Radiotherapie gegenüber der alleinigen Nachbestrahlung untersucht wurde, sind in Tabelle 17 zusammengestellt. Die Studien Nr. 1–4 waren randomisierte, prospektive Untersuchungen, und in allen Studien wurden Steroide nicht oder nur kurzfristig intermittierend verwendet. Eine signifikante Verlängerung des progressionsfreien Intervalls durch eine adjuvante Chemotherapie gegenüber der postoperativen Radiotherapie allein konnte in keiner Studie nachgewiesen werden. Die längeren Intervalle in unserer Studie (B), deren Resultate in der Abb. 4 dargestellt sind, sind durch die größere Selektion verursacht, da die adjuvante Chemotherapie erst vier Wochen nach Beendigung der Radiotherapie begonnen wurde und nur Patienten, die zu diesem Zeitpunkt noch in Remission und nicht steroidabhängig waren, behandelt wurden. Leider ist uns keine Studie bekannt, in der die adjuvante Wirkung von BCNU mittels des progressionsfreien Intervalls untersucht wurde.

c) Nebenwirkungen der kombinierten Radio- und Chemotherapie

Wie im Kapitel III unter der Differentialdiagnose des Rezidivs bereits im Detail beschrieben wurde, stellten wir bei 11,7% der Patienten nach Ganzhirnbestrahlung und adjuvanter Chemotherapie ein meistens im zweiten postoperativen Jahr auftretendes, progredientes psychoorganisches Syndrom fest (63). Im CT zeigten diese Patienten eine Hirnatrophie und teilweise Zeichen einer Leukoenzephalopathie. Ransohoff et al. (55) berichteten über ähnliche Fälle, welche nach den Protokollen der amerikanischen BTSG behandelt worden waren. Hochberg u. Slotnick (23) beschrieben einen progressiven intellektuellen Abbau bei Langzeitüberlebenden mit Astrozytomen, welche eine Behandlung mit Radiotherapie und CCNU erhalten hatten. Auch nach den Erfahrungen von Poisson et al. (50), welche VM 26 und CCNU vor der Radiotherapie verwendeten, schien die Chemotherapie die toxischen Nebenwirkungen der Bestrahlung zu potenzieren. Norman et al. (46) fanden einen nicht obstruktiven Hydrozephalus als

Folge einer Hirnatrophie im CT-Scan von 32% der Patienten mit malignen Gliomen, welche mit Radio- und Chemotherapie behandelt worden waren. Diese CT-Befunde wurden von Marks u. Grado (43) in 24% von ähnlichen Fällen bestätigt. In einer Autopsiestudie fanden Burger et al. (7) bei vier von 17 Patienten, welche eine Ganzhirnbestrahlung erhalten hatten, eine Strahlennekrose. Drei von diesen vier Patienten waren gleichzeitig noch mit Zytostatika behandelt worden. Auch die pathologischen Veränderungen des Marklagers waren bei Patienten mit einer adjuvanten Chemotherapie ausgeprägter als bei denen, die nur bestrahlt worden waren. Diese Befunde lassen eine synergistische toxische Wirkung der Radio- und Chemotherapie vermuten. Bei der Kombination der Nachbestrahlung mit einer adjuvanten Chemotherapie sollte diese mögliche synergistische Toxizität gegen die nur bescheidene Verlängerung der Überlebenszeit durch die kombinierte Behandlung abgewogen werden.

6. Indikation

Wie im Kapitel V diskutiert wurde, stellt die chirurgische Dekompression und Tumorreduktion die erste therapeutische Maßnahme dar. Als postoperative Therapie erbringt die Radiotherapie signifikant bessere Resultate als eine zytostatische Nachbehandlung (Tabelle 16), so daß die Bestrahlung an zweiter Stelle der Behandlungsmodalitäten steht. Die Chemotherapie kann als adjuvante Behandlung mit oder direkt nach der Strahlentherapie verwendet werden oder erst als Rezidivtherapie. Durch eine adjuvante Chemotherapie wurde nach unserem Wissen noch nie in einer kontrollierten prospektiven Studie eine Verlängerung des progressionsfreien Intervalls erreicht, sondern nur eine marginale Verlängerung der Überlebenszeit. Das Ziel jeder Behandlung sollte jedoch nicht nur eine Verbesserung der Überlebenszeit sein, sondern auch der Überlebensqualität, welche besonders bei Erkrankungen des Zentralnervensystems von ausschlaggebender Bedeutung ist. Bei einem Patienten mit einem undifferenzierten Astrozytom des Großhirns ist die Krankheitsphase mit der besten Lebensqualität das progressionsfreie Intervall nach der initialen Behandlung. Dieses Intervall sollte nach unserer Ansicht nicht durch eine zytotoxische Behandlung kompromitiert werden, um damit die terminale Phase etwas zu verlängern. Bei Patienten mit einem progressionsfreien Intervall nach der postoperativen Radiotherapie ist unseres Erachtens eine Chemotherapie erst als Rezidivbehandlung indiziert, allein oder nach einem zweiten chirurgischen Eingriff, da eine postoperative zytostatische Behandlung signifikant besser ist als gar keine Nachbehandlung (20, 29, 85). Die Resultate der EORTC-Gruppe haben gezeigt, daß durch eine CCNU-Behandlung des Rezidivs insgesamt eine signifikant längere Überlebenszeit erreicht werden kann als durch eine postoperative adjuvante Behandlung (11).

Eine zweite Indikation für eine Chemotherapie stellen jüngere Patienten in noch gutem funktionellem Zustand dar, die während oder nach der postoperativen Radiotherapie wegen eines aktiven Resttumors noch steroidabhängig sind. In den ersten drei Monaten nach Ende der Radiotherapie sollte jedoch die Progression des Resttumors mittels CT-Scans belegt sein, bevor eine Chemotherapie begonnen wird, damit nicht irrtümlicherweise eine durch die Radiotherapie verursachte transiente Leukoenzephalopathie mit Zytostatika behandelt wird.

IX. Ausblick

Durch die präziseren diagnostischen Methoden, Gebrauch der Steroide, bessere Anästhesietechnik und Anwendung von kombinierten Behandlungsmodalitäten konnte bei Patienten mit undifferenzierten Astrozytomen des Großhirns die initiale Mortalität und Morbidität deutlich vermindert und die mittlere Überlebenszeit leicht verbessert werden. Sowohl die eigenen Behandlungsresultate (Abb. 2 u. 7) als auch eine Zusammenstellung von 17 publizierten Serien mit zusammen 2532 Patienten (6) zeigen jedoch, daß die Fünfjahresüberlebens- bzw. Heilungsrate leider nicht signifikant verbessert werden konnte. Diese Tatsache wird noch dadurch getrübt, daß nach unseren Erfahrungen (7) der funktionelle Zustand der Hälfte der Langzeitüberlebenden wegen Spätfolgen der Behandlung schlecht ist. Daraus ergeben sich für die Zukunft zwei Fragen:

1. Kann die Wirkung der vorhandenen Behandlungsmodalitäten verbessert resp. wie können ihre Spätfolgen auf ein Minimum reduziert werden?
2. Wie sind die Aussichten für alternative Behandlungsmodalitäten?

1. Chirurgie

Von einer Verbesserung der chirurgischen Technik sind keine Fortschritte mehr zu erwarten, da die Radikalität der Tumorexstirpation keinen wesentlichen Einfluß auf die Langzeitprognose hat (Tabelle 17). Dagegen sollte mit einer guten Operationsplanung, Vorbereitung mit Steroiden und sorgfältiger Technik die Operationsmortalität und Morbidität nur noch wenige Prozent betragen. Bei hochvaskularisierten Tumoren kann unter Umständen eine Vorbestrahlung die Resektion erleichtern (8). Für Tumoren, bei denen wegen der Lokalisation nur eine Biopsie oder Zystenentleerung möglich ist, sollte vermehrt die stereotaktische Punktionstechnik angewendet werden, weil dadurch den Patienten bei gleichem Nutzeffekt eine Kraniotomie erspart bleibt (5).

2. Radiotherapie

Die Ergebnisse der Neutronentherapie haben gezeigt, daß die Bestrahlung kurativ sein könnte, wenn ihr nicht durch die Toleranzschwelle des gesunden Hirngewebes Grenzen gesetzt wären. Da diese Toleranzschwelle nicht verändert werden kann, bleibt als Alternative die Erhöhung der Radiosensibilität der Tumorzelle durch hyperbaren Sauerstoff, Hyperthermie oder Radiosensibilisatoren, wobei bis heute dadurch leider noch kein Durchbruch erzielt werden konnte.

Neben dem Versuch, die Wirkung der konventionellen Radiotherapie zu verbessern, sollte auch geprüft werden, auf welche Weise die möglichen Spätfolgen vermindert werden können. Die Ganzhirnbestrahlung ist ein anerkanntes und empfohlenes strahlentherapeutisches Konzept, das jedoch noch aus der Zeit vor der Computertomographie stammt und auf der Annahme beruht, daß die reelle Ausdehnung des Tumors neuroradiologisch nicht genau erfaßt werden kann und daß die Rezidive vor allem außerhalb der Bestrahlungsfelder auftreten. Hochberg u. Pruitt (2) konnten jedoch in einer Autopsiestudie nachweisen, daß durch die Computertomographie die reellen Ausmaße des Tumors innerhalb eines 2-cm-Limits bei 83% der Patienten bestimmt werden können. Multizentrische Tumoren fanden sich bei 6% der Patienten und waren alle im CT nachweisbar. Bei 90% der Patienten fand sich das Rezidiv innerhalb einer 2-cm-Grenze der primären Tumorlokalisation. Die Ganzhirnbestrahlung sollte deshalb in einer sorgfältigen, prospektiven, randomisierten Studie gegenüber der dem computertomographischen Befund angepaßten Lokalbestrahlung in bezug auf Effektivität und vor allem Spätfolgen überprüft werden. Ferner muß untersucht werden, ob die auf das nach dem CT ausgerechnete Tumorvolumen gerichtete Lokalbestrahlung höher dosiert oder durch Strahlen mit hoher LET (Neutronen, Pi-Mesonen etc.) ergänzt werden sollte.

Eine weitere Möglichkeit zur höher dosierten Lokalbestrahlung und damit geringeren Nebenwirkungen auf das übrige Gehirn bietet die interstitielle Radiotherapie mittels stereotaktisch implantierter Radioisotopen (3, 4), wobei vor allem Iridium (^{128}Ir), Gold (^{98}Au) und neuerdings Radiojod (^{125}J) verwendet werden. Radiojod hat eine Halbwertszeit von 60,2 Tagen und ist durch einen steilen Energieabfall charakterisiert, so daß das Bestrahlungsfeld innerhalb eines Durchmessers von 2,5 cm oder weniger konzentriert ist. Ein nach dem CT ausgerechnetes Tumorvolumen kann also präzise gespickt werden, wobei die Implantation in der gleichen Sitzung wie die stereotaktische Biopsie gemacht werden kann, so daß der Patient durch die therapeutischen Maßnahmen nicht stark belastet wird. Die Zukunft wird zeigen, wie groß die Effektivität bzw. Spätfolgen dieser computerassistierten radiotherapeutischen Lokalmaßnahmen sind.

3. Chemotherapie

Die Chemotherapie ist die schwächste der aktuellen Therapiemodalitäten, und es ist nicht zu erwarten, daß mit den momentan zur Verfügung stehenden Zytostatika durch eine andere Kombination eine höhere Erfolgsquote erreicht wird. Die selektive Permeabilität der Blut-Hirn-Schranke und die Empfindlichkeit des neuralen Gewebes auf toxische Substanzen, ferner der hohe Anteil des Tumors and G_0 und nekrotischen Zellen setzen dieser Behandlungsmodalität enge Grenzen. Auch Versuche mit hohen CCNU-Dosen kombiniert mit autologer Knochenmarkstransplantation waren nicht ermutigend (1). Prüfenswert wäre noch eine hochdosierte, intratumorale BCNU-Applikation mittels stereotaktischer Injektion (9).

4. Zukünftige Behandlungsmodalitäten

a) Immunotherapie

Der aktuelle Stand der Immunobiologie des Gehirns und der Gliome sowie die Resultate der bis heute veröffentlichten klinischen Studien wurden kürzlich von Wikstrand u. Bigner (10) in einer ausgezeichneten Übersichtsarbeit ausführlich beschrieben und diskutiert. Darin kommen diese Autoren zum Schluß, daß die enttäuschenden Resultate der wenigen klinischen Studien auf die fehlenden theoretischen Grundlagen zurückzuführen sind und daß die klinische Applikation der Immunotherapie noch verfrüht ist. Es braucht noch umfangreiche Grundlagenforschungen in vitro und bei Tieren, so daß die klinische Applikation auf eine rationale Basis gestellt werden kann. Erst dann sind Fortschritte in der Immundiagnose, Verlaufsbeurteilung durch immunologische Methoden und in der Immunotherapie selbst zu erwarten.

b) Interferon

Da Interferon kommerziell noch nicht in größeren Mengen zur Verfügung steht, wurde unseres Wissens noch keine Phase-II-Studie mit malignen Gliomen durchgeführt, so daß die Wirkung dieser Substanz bei undifferenzierten Astrozytomen unbekannt ist. Wir haben einen Patienten während sechs Wochen mit Interferon behandelt, wobei der Tumor sowohl klinisch wie computertomographisch eine Progression zeigte.

c) Zukunftsperspektiven

Nach den bisherigen Erfahrungen und dem heutigen Stand des Wissens ist zu erwarten, daß wahrscheinlich erst dann entscheidende Durchbrüche in der Behandlung der undifferenzierten Astrozytome des Großhirns erzielt werden, wenn durch bessere zellbiologische Kenntnisse der neoplastische Prozeß *spezifisch* beeinflußt werden kann. Dazu sind exakte molekularbiologische Kenntnisse der intra- und interzellulären Regulationsmechanismen der Zellproliferation und Differenzierung notwendig, welche zuerst noch durch zellbiologische Grundlagenforschung erbracht werden müssen.

X. Zusammenfassung

Aufgrund unserer Untersuchungen können wir die in der Einleitung gestellten Fragen zusammenfassend wie folgt beantworten:

1. Prognostische Faktoren

Während zwischen den "low-grade astrocytomas" (Kernohan Grad I und II) und den "high-grade astrocytomas" (Kernohan Grad III und IV) ein deutlicher Unterschied in der Überlebenswahrscheinlichkeit besteht, ist die prognostische Bedeutung einer Unterteilung in Grad III und IV klein, so daß es sinnvoll ist, die Astrozytome Grad III und IV in therapeutischer und prognostischer Hinsicht in einer Gruppe zusammenzufassen. In welchem Ausmaß dem Vorliegen zellulärer Infiltrate im und um den Tumor herum prognostische Bedeutung zukommt, steht noch offen.

Das Alter bei Auftreten des Tumors stellt den wichtigsten prognostischen Faktor dar. Die beste Prognose haben Patienten im Alter von 25 bis 45 Jahren, während diejenigen Patienten, die bei der Erkrankung über 55 bis 60 Jahre alt sind, die schlechteste Prognose haben. Im Gegensatz zum Alter hat das Geschlecht nur eine schwache prognostische Bedeutung, wobei für Frauen eine leicht günstigere Prognose nachgewiesen werden kann. Ebenfalls eine leicht günstigere Prognose haben Patienten mit einer längeren Anamnese von epileptischen Anfällen. Neben dem Alter stellt jedoch der initiale funktionelle Zustand des Patienten den wichtigsten prognostischen Faktor dar.

2. Einzelne Behandlungsmodalitäten

Die Hauptwirkung der Kortikosteroide ist die Behandlung des peritumoralen Hirnödems, dagegen ist eine antineoplastische Wirkung immer noch kontrovers, obwohl klinische Beobachtungen und überraschende Krankheitsverläufe immer wieder auf eine solche schließen lassen. Die prä- und postoperative Steroidbehandlung ist die Hauptursache für die Senkung der

Operationsmortalität von früher 21% auf die heutigen 2–3%. Weitere Indikationen für eine befristete Steroidbehandlung sind die Komplikationen der Radiotherapie wie das strahlenbedingte Hirnödem, die früh nach der Bestrahlung auftretende, transiente Enzephalopathie und die mit Latenz auftretende Strahlennekrose. Inoperable oder rezidivierende Tumoren stellen die wichtigste Indikation für eine palliative Langzeitbehandlung dar.

Nach Vorbehandlung mit Steroiden, genauer Lokalisation des Tumors mittels Computertomographie und Angiographie und mit sorgfältiger Operationstechnik sollte die chirurgische Resektion heute eine minimale Letalität und Morbidität und damit gute funktionelle Resultate ergeben. Eine Verminderung der Rezidivrate und eine Verbesserung der Überlebenszeiten ist jedoch von chirurgischen Mitteln allein nicht zu erwarten, da die Radikalität der Exstirpation für die Langzeitprognose keine signifikante Bedeutung hat. Auch eine präoperative Behandlung mit Radio- und Chemotherapie hat nach unseren Erfahrungen keine entscheidenden Vorteile erbracht. Solange keine wirksamere Bestrahlung und zytostatische Behandlung zur Verfügung steht, bleibt die chirurgische Dekompression und Tumorreduktion die primäre therapeutische Maßnahme. Einzig bei stark vaskularisierten Tumoren kann versucht werden, durch eine präoperative Bestrahlung die starke Vaskularisation und damit das Operationsrisiko zu vermindern. Die Indikation für eine Reoperation eines Rezidivs nach früherer Resektion und Nachbestrahlung sollte streng gestellt und nur in speziellen Situationen in Betracht gezogen werden.

Die Strahlentherapie wird vorwiegend postoperativ eingesetzt und hat als alleinige Behandlungsmodalität keine große Bedeutung. Die Indikation zur postoperativen Strahlentherapie ist heute nicht mehr umstritten. Sowohl in retrospektiven als auch in prospektiven Studien konnte bestätigt werden, daß die Strahlentherapie die wichtigste postoperative therapeutische Einzelmaßnahme darstellt und auf die Verlängerung der postoperativen Überlebenszeit einen signifikanten Einfluß nimmt. Die Verlängerung der Überlebenszeit steht in eindeutiger Beziehung zur applizierten Tumorgesamtdosis. Die benötigten hohen Dosen können jedoch zu strukturellen und funktionellen Veränderungen des Gehirns führen und Symptome verursachen, die je nach ihrer zeitlichen Beziehung zur Behandlung in akute, subakut-verzögerte und späte Reaktionen unterteilt werden und aus denen sich progredient tödliche oder chronische Krankheitsverläufe entwickeln können. Deshalb ist neben dem Reparationsvermögen, der Zellzyklusphase und der Sauerstoffsättigung des bestrahlten Gewebes die Toleranzschwelle des gesunden Gehirns der limitierende Faktor für den Behandlungserfolg.

Die selektive Permeabilität der Blut-Hirn-Schranke und die Empfindlichkeit des neuralen Gewebes auf toxische Substanzen, ferner der hohe Anteil des Tumors an G_0 und nekrotische Zellen setzen der Chemotherapie enge Grenzen. Die einzigen gebräuchlichen Zytostatika sind die liquorgängigen

Nitrosoharnstoffderivate BCNU, CCNU und Methyl-CCNU sowie Procarbazin und VM 26. Die mittleren Remissionsraten betragen 30–50% und haben eine mittlere Remissionsdauer von 5–9 Monaten. Das wirksamste Zytostatikum ist BCNU. Die Kombinationschemotherapie ergibt nicht wesentlich bessere Resultate als die Monochemotherapie mit Nitrosoharnstoffderivaten. Nach unserer Erfahrung ist die Kombination von VM 26 + CCNU etwas besser als CCNU allein, jedoch nicht besser als die Monochemotherapie mit BCNU.

3. Kombinierte Behandlungsmodalitäten

Die chirurgische Dekompression und Tumorreduktion stellt die erste therapeutische Maßnahme dar. Als postoperative Therapie erbringt die Radiotherapie signifikant bessere Resultate als eine zytostatische Nachbehandlung, so daß die Bestrahlung an zweiter Stelle der Behandlungsmodalitäten steht. Die Chemotherapie kann als adjuvante Behandlung mit oder direkt nach der Strahlentherapie verwendet werden oder erst als Rezidivtherapie. Eine marginale Verlängerung der Überlebenszeit durch eine adjuvante Behandlung mit BCNU nach der Operation und Bestrahlung wurde in zwei Studien der amerikanischen BTSG signifikant nachgewiesen. Dagegen wurde nach unserem Wissen noch nie in einer kontrollierten, prospektiven Studie eine Verlängerung des progressionsfreien Intervalls durch eine adjuvante Chemotherapie erreicht. Bei einem Patienten mit einem undifferenzierten Astrozytom des Großhirns ist die Krankheitsphase mit der besten Lebensqualität das progressionsfreie Intervall nach der initialen Behandlung. Dieses Intervall sollte nach unserer Ansicht nicht durch eine zytotoxische Behandlung kompromittiert werden, um damit die terminale Phase etwas zu verlängern. Ferner muß bei der Kombination der Nachbestrahlung mit einer adjuvanten Chemotherapie eine mögliche synergistische Toxizität in Erwägung gezogen werden. Deswegen ist bei Patienten mit einem progressionsfreien Intervall nach der postoperativen Radiotherapie unseres Erachtens eine Chemotherapie erst als Rezidivbehandlung indiziert.

Auch mit kombinierten Behandlungsmodalitäten sind die Langzeitresultate von Patienten mit undifferenzierten Astrozytomen des Großhirns unbefriedigend. Eine Verbesserung der vorhandenen Behandlungsmodalitäten scheint einzig für die Radiotherapie erfolgversprechend zu sein. Alternative Behandlungsmöglichkeiten sind dringend notwendig. Bis zur klinischen Applikation von spezifischeren Behandlungen, wie z.B. der Immunotherapie, müssen zuerst jedoch noch umfangreiche zellbiologische Grundlagen erbracht werden.

Literatur

Kapitel I

1. American Cancer Society (1973) Cancer statistics. CA 1:17
2. Behrend RC (1974) Epidemiology of brain tumors. In: Vinken PJ, Bruyn GW (eds) Tumors of the brain and skull, part II. North Holland, Amsterdam (Handbook of clinical neurology, vol 16, pp 56 ff)
3. Frankel SA, German WJ (1958) Glioblastoma multiforme. Review of 219 cases with regard to natural history, pathology, diagnostic methods and treatment. J Neurosurg 15:489
4. Goldsmith MA (1974) Glioblastoma multiforme – a review of therapy. Cancer Treat Rev 1:153
5. Lobsiger E, Jenzer G, Locher G (1977) Ungewöhnlich lange Überlebenszeit bei Astrozytom Grad III–IV. Nervenarzt 48:626
6. Seiler RW (1977) Die Kombinationstherapie der undifferenzierten supratentoriellen Astrozytome. Schweiz Med Wochenschr 107:836
7. Walker MD, Gehan EA (1976) Clinical studies in malignant gliomas and their treatment with the nitrosoureas. Cancer Treat Rev 60:713

Kapitel II

1. Alvord EC (1976) Why do gliomas not metastasize? Arch Neurol 33:73
2. Anzil AP (1970) Glioblastoma multiforme with extracranial metastases in the absence of previous craniotomy. J Neurosurg 33:88
3. Bailey P, Cushing H (1926) A classification of tumors of the glioma group. Lippincott, Philadelphia
4. Battista AF, Bloom W, Loffmn M et al. (1961) Autotransplantation of anaplastic astrocytoma into the subcutanous tissue of man. Neurology 11:977
5. Bloom WH, Castairs KC, Crompton RM et al. (1960) Autologous glioma transplantation. Lancet II:77
6. Brander WL, Turner DR (1975) Extracranial metastases from a glioma in the absence of surgical intervention. J Neurol Neurosurg Psychiatry 38:1133
7. Burger PC, Vollmer RT (1980) Histologic factors of prognostic significance in the glioblastoma multiforme. Cancer 46:1179
8. Davis L, Martin J, Goldstein SL et al. (1949) A study of 211 patients with verified glioblastoma multiforme. J Neurosurg 6:33
9. Di Lorenzo N, Palma L, Nicole S (1977) Lymphocytic infiltration in long-survival glioblastoma: Possible host's resistance? Acta Neurochir (Wien) 39:27
10. Dolman CL (1974) Lymph node metastases as first manifestation of glioblastoma. J Neurosurg 41:607
11. Duffel D, Farber L, Chou S et al. (1963) Electron microscopic observation on astrocytomas. Am J Pathol 43:439

12. Eccles SA, Alexander P (1974) Macrophage content of tumors in relation to metastatic spread and host immune reacton. Nature 250:667
13. Elvidge AR, Penfield W, Cone W (1937) Gliomas of the central nervous system, a study of 210 verified cases. Res Publ Assoc Nerv Ment Dis 16:107
14. EORTC Brain Tumor Group (1978) Effect of CCNU on survival rate, objective remission and duration of free interval in patients with malignant brain glioma. Eur J Cancer 14:851
15. Erlich S, Davis RL (1978) Spinal subarachnoid metastasis from primary intracranial glioblastoma multiforme. Cancer 42:2854
16. Frankel SA, German WJ (1958) Glioblastoma multiforme. Review of 219 cases with regard to natural history, pathology, diagnostic methods and treatment. J Neurosurg 15:489
17. Grace JT, Perese DM, Metzgar RS et al. (1961) Tumor autograft responses in patients with glioblastoma multiforme. J Neurosurg 18:159
18. Gullotta F, Flieder E (1972) Spongioblastomas, astrocytomas and Rosenthal fibers. Ultrastructural, tissue culture and enzyme histochemical investigations. Acta Neuropathol (Berl) 22:68
19. Hossmann KA, Wechsler W (1965) Zur Feinstruktur menschlicher Spongioblastome. Dtsch Z Nervenheilkd 187:327
20. Hulbani S, Goodman PA (1976) Glioblastoma multiforme with extraneural metastasis in the absence of previous surgery. Cancer 37:1577
21. Jelsma R, Bucy PC (1967) The treatment of glioblastoma multiforme of the brain. J Neurosurg 27:388
22. Kernohan JW, Mabon RF, Svien HJ et al. (1949) A simplified classification of the gliomas. Proc Staff Meet Mayo Clin 24:71
23. Kretschmer H (1974) Die extrakranielle Metastasierung intrakranieller Geschwülste. Zentralbl Neurochir 35:81
24. Kuhlendahl H, Miltz H, Wüllenweber R (1973) Die Astrozytome des Großhirns. Acta Neurochir (Wien) 29:151
25. Kung PC, Lee JC, Bakay L (1969) Vascular invasion by glioma cells in man: an electron microscopic study. J Neurosurg 31:339
26. Lobsiger E, Jenzer G, Locher G (1977) Ungewöhnlich lange Überlebenszeit bei Astrozytom Grad III–IV. Nervenarzt 48:626
27. Maunoury R, Vedrenne C, Constans JP (1975) Infiltration lymphocytaire dans les gliomes humains. Neurochirurgie 21:213
28. Moertel CG, Dockerty MB, Baggenstoss A (1961) Multiple primary malignant neoplasms. III. Tumors of multicentric origin. Cancer 14:238
29. Netsky MG, August B, Fowler W (1950) The longevity of patients with glioblastoma multiforme. J Neurosurg 7:261
30. Palma L, Di Lorenzo N, Guidetti B (1978) Lymphocytic infiltrates in primary glioblastomas and recidivous gliomas. J Neurosurg 49:854
31. Pasquier B, Pasquier D, N'Golet A et al. (1980) Extraneural metastasis of astrocytomas and glioblastomas. Cancer 45:112
32. Peters A, Palay SL, Webster HD (1970) The fine structure of the nervous system. The cells and their processes. Harper & Row, New York
33. Raimondi AJ, Mullan S, Evans JP (1962) Human brain tumors: An electron-microscope study. J Neurosurg 19:731
34. Ringertz N (1950) Grading of gliomas. Acta Pathol Microbiol Scand 27:51
35. Rubinstein LJ (1967) Development of extracranial metastasis from a malignant astrocytoma in the absence of previous craniotomy. J Neurosurg 26:542
36. Rubinstein LJ, Herman MM, Foley VL (1973) In vitro characteristics of human glioblastomas maintained in organ culture systems. Light microscopy observations. Am J Pathol 71:61
37. Russel DS, Rubinstein LJ (1977) Pathology of tumors of the nervous system. Arnold, London

38. Scherer HJ (1940) Cerebral astrocytomas and their derivatives. Am J Cancer 40: 159
39. Seiler RW (1981) Late results of multimodality therapy of high-grade supratentorial astrocytomas. Surg Neurol 15:88
40. Sipe JC, Herman MM, Rubinstein LJ (1973) Electron microscopic observations on human glioblastomas and astrocytomas maintained in organ culture systems. Am J Pathol 73:589
41. Smith DR, Hardman JM, Earle KM (1969) Metastasizing neuroectodermal tumors of the central nervous system. J Neurosurg 31:50
42. Takeuchi K, Hoshino K (1977) Statistical analysis of factors affecting survival after glioblastoma multiforme. Acta Neurochir (Wien) 37:57
43. Taveras JA, Thompson HG, Pool JL (1962) Should we treat glioblastoma multiforme? AJR 87:473
44. Wakamatsu T, Matsuo T, Kawano S et al. (1971) Glioblastoma with extracranial metastasis through ventriculo-pleural shunt: Case report. J Neurosurg 34:697
45. Walker MD, Brain Tumor Study Group (1978) Evaluation of BCNU and/or radiotherapy in the treatment of anaplastic gliomas. J Neurosurg 49:333
46. Weir B (1973) The relative significance of factors affecting postoperative survival in astrocytomas grades 3 and 4. J Neurosurg 38:448
47. Wikstrand CJ, Bigner DD (1980) Immunobiologic aspects of the brain and human gliomas. A review. Am J Pathol 98:515
48. Zülch HJ (1956) Biologie und Pathologie der Hirngeschwülste. In: Krenkel W, Olivecrona H, Tönnis W (eds) Pathologische Anatomie der raumbeengenden intrakraniellen Prozesse. Springer, Berlin Göttingen Heidelberg (Handbuch der Neurochirurgie, Bd 3)

Kapitel III

1. Balhuizen JC, Bots GT, Schaberg A et al. (1978) Value of cerebrospinal fluid cytology for the diagnosis of malignancies in the central nervous system. J Neurosurg 48:747
2. Boldrey E, Sheline G (1966) Delayed transitory clinical manifestation after radiation treatment of intracranial tumors. Acta Radiol (Ther) (Stockh) 5:5
3. Brismar J, Roberson GH, Davis KR (1976) Radiation necrosis of the brain. Neuroradiological consideration with CT. Neuroradiology 12:109
4. Burger PC, Mahaley MS, Dudka L et al. (1979) The morphologic effects of radiation administered therapeutically for intracranial gliomas. Cancer 44:1256
5. Dohrmann GJ, Farwell JR, Flannery JT (1976) Glioblastoma multiforme in children. J Neurosurg 44:442
6. EORTC Brain Tumor Group (1978) Effect of CCNU on survival rate, on objective remission and duration of free interval in patients with malignant brain glioma. Eur J Cancer 14:851
7. Eyster EF, Nielsen SL, Sheline GE et al. (1974) Cerebral radiation necrosis simulating a brain tumor. J Neurosurg 39:267
8. Frankel SA, German WJ (1958) Glioblastoma multiforme. Review of 219 cases with regard to natural history, pathology, diagnostic methods and treatment. J Neurosurg 15:489
9. Handel SF, Malcolm WR, Wilson CB et al. (1971) Scintigraphic evaluation of response of brain neoplasm to systemic chemotherapy. J Nucl Med Allied Sci 12:292
10. Hildebrand J, Brihaye J, Wagenknecht L et al. (1975) Combination chemotherapy with CCNU, Vincristince and Methotrexate in primary and metastatic brain tumors. Eur J Cancer 11:585

11. Hill S, Martin E, Ellison EC et al. (1980) Carcinoembryonic antigen in cerebrospinal fluid of adult brain-tumor patients. J Neurosurg 53:627
12. Hochberg FH, Slotnick B (1980) Neuropsychologic impairment in astrocytoma survivors. Neurology 30:172
13. Hoffman WF, Levin VA, Wilson CB (1979) Evaluation of malignant glioma patients during the postirradiation period. J Neurosurg 50:624
14. Koo AH, Fewer D, Wilson CB et al. (1972) Lack of correlation between clinical and angiographic findings in patients with brain tumors under BCNU chemotherapy. J Neurosurg 37:9
15. Kramer S (1968) Hazards of therapeutic irradiation of the central nervous system. Clin Neurosurg 15:301–318
16. Lampert PW, Davis RL (1964) Delayed effects of radiation on the human central nervous system. Early and late delayed reactions. Neurology 14:912
17. Launay M, Fredy D, Merland J et al. (1977) Narrowing and occlusion of arteries by intracranial tumors. Neuroradiology 14:117
18. Leonard JR, Witherspoon LR, Mahaley MS et al. (1975) Value of sequential postoperative brain scans in patients with anaplastic gliomas. J Neurosurg 42:551
19. Levin VA, Crafts DC, Norman DM et al. (1977) Criteria for evaluating patients undergoing chemotherapy for malignant brain tumors. J Neurosurg 47:329
20. Levin VA, Hoffman WF, Heilbron DC et al. (1980) Prognostic significance of the pretreatment CT scan on time to progression for patients with malignant gliomas. J Neurosurg 52:642
21. Marks J, Gado M (1977) Serial CT of primary brain tumors following surgery, irradiation and chemotherapy. Radiology 125:119
22. Martins AN, Johnston JS, Henry JM et al. (1977) Delayed radiation necrosis of the brain. J Neurosurg 47:336
23. Martins AN, Severance RE, Henry JS et al. (1979) Experimental delayed necrosis of the brain. J Neurosurg 51:587
24. Marton LJ, Heby O, Levin VA (1976) The relation of polyamines in CSF to the presence of CNS tumors. Cancer Res 36:973
25. Nakagaki H, Brunhart G, Kemper TL et al. (1976) Monkey brain damage from radiation in the therapeutic range. J Neurosurg 44:3
26. Netsky MG, August B, Fowler W (1950) The longevity of patients with glioblastoma multiforme. J Neurosurg 7:261
27. Norman D, Enzmann DR, Levin VA et al. (1976) CT in the evaluation of malignant glioma before and after therapy. Radiology 121:85
28. Painter MJ, Chutorian AM, Hilal SK (1975) Cerebrovasculopathy following irradiation in childhood. Neurology 25:189
29. Pay NT, Cerella RJ, Lin JP et al. (1976) The usefulness of CT during and after radiotherapy in patients with brain tumors. Radiology 121:79
30. Poisson M, Philippon J, Effenterre R et al. (1977) Cerebral pseudocysts following chemotherapy of glioblastomas. Acta Neurochir (Wien) 39:143
31. Ransohoff J, Lieberman A, Walker MD (1979) Multiple therapies in the management of malignant gliomas. Neurooncology 1:55–68
32. Ronquist G, Ericsson P, Frithz G et al. (1977) Malignant brain tumors associated with adenylate-kinase in CSF. Lancet I:1284
33. Rider WD (1963) Radiation damage to the brain – a new syndrome. J Can Assoc Radiol 14:67
34. Roth JG, Elvidge A (1960) Glioblastoma multiforme: A clinical survey. J Neurosurg 17:736
35. Scanlon PW, Taylor WF (1979) Radiotherapy of intracranial astrocytomas: Analysis of 417 cases treated from 1960 through 1969. Neurosurgery 5:301
36. Seiler RW (1981) Late results of multimodality therapy of high-grade supratentorial astrocytomas. Surg Neurol 15:88

37. Seiler RW, Greiner RH, Zimmermann A et al. (1978) Radiotherapy combined with procarbazine, bleomycin and CCNU in the treatment of high-grade supratentorial astrocytomas. J Neurosurg 48:861
38. Seiler RW, Zimmermann A, Bleher EA et al. (1979) Preoperative radio- and chemotherapy in hypervascular, high-grade supratentorial astrocytomas. Surg Neurol 12:131
39. Seiler RW, Zimmermann A, Markwalder H (1980) Adjuvant chemotherapy with VM 26 and CCNU after operation and radiotherapy of high-grade supratentorial astrocytomas. Surg Neurol 13:65
40. St. Louis EL, McLoughlin MJ, Wortzman G (1974) Chronic damage to medium and large arteries following radiation. J Can Assoc Radiol 24:94
41. Suzuki Y, Tanaka R (1980 Carcinoembryonic antigen in patients with intracranial tumors. J Neurosurg 53:355
42. Taveras JA, Thompson HG, Pool JL (1962) Should we treat glioblastoma multiforme? AJR 87:473
43. Walker MD, Brain Tumor Study Group (1976) Evaluation of mithramycin in the treatment of anaplastic gliomas. J Neurosurg 44:655
44. Walker MD, Strike TA (1979) The treatment of malignant glioma in controlled studies. Neurooncology, vol 1. Elsevier/North Holland, Amsterdam Oxford New York, pp 267–274
45. Weir B (1973) The relative significance of factors affecting postoperative survival in astrocytomas grades 3 and 4. J Neurosurg 38:448
46. Wilkins RH, Pircher FJ, Odom GL (1967) The value of postoperative brain scan in patients with supratentorial intracranial tumors. J Neurosurg 27:111

Kapitel IV

1. Becker Ch, Seiler RW (1977) Katamnestische Untersuchung prognostischer Faktoren bei undifferenzierten supratentoriellen Astrozytomen. Dissertation, Universität Bern
2. Kaplan EL, Meyer P (1958) Nonparametric estimation from incomplete observations. J Am Statist Assoc 53:457
3. Seiler RW, Greiner RH, Zimmermann A et al. (1978) Radiotherapy combined with procarbazine, bleomycin and CCNU in the treatment of high-grade supratentorial astrocytomas. J Neurosurg 48:861
4. Seiler RW, Vassella F, Markwalder H (1979) Combination chemotherapy with VM 26 and CCNU in primary malignant brain tumors. Surg Neurol 11:237
5. Seiler RW, Zimmermann A, Bleher EA et al. (1979) Preoperative radiotherapy and chemotherapy in hypervascular, high-grade supratentorial astrocytomas. Surg Neurol 12:131
6. Seiler RW, Zimmermann A, Markwalder H (1980) Adjuvant chemotherapy with VM 26 and CCNU after operation and radiotherapy of high-grade supratentorial astrocytomas. Surg Neurol 13:65

Kapitel V

1. Ausman JI, Levin VA, Brown WE et al. (1977) Brain tumor chemotherapy. J Neurosurg 46:155
2. Brzustowicz RJ, Svien RJ, Bennett WA et al. (1951) The effect of corticosteroids on transplanted ependymomas in mice. Proc Staff Meet Mayo Clin 26:121

3. Burger PC, Mahaley MS, Dudka L et al. (1979) The morphologic effects of radiation administered therapeutically for intracranial gliomas. Cancer 44:1256
4. Burstein S, Klaiber EL (1965) Phenobarbital induced increase in 6-β-hydroxycortisol excretion: Clue to its significance in human urine. J Clin Endocrinol Metab 25:293
5. Chen TT, Mealey J (1973) Effect of corticosteroid on protein and nucleic acid synthesis in human glial tumor cells. Cancer Res 33:1721
6. Galicich JH, French LA, Melby JC (1961) Use of dexamethasone in the treatment of cerebral edema associated with brain tumors. Lancet 81:46
7. Geran RI, Congleton GF, Dudeck LE et al. (1974) A mouse ependymoblastoma as an experimental model for screening potential antineoplastic drugs. Cancer Treat Rep 4:53
8. Gerber AM, Savolaine ER (1980) Modificaton of tumor enhancement and brain edema in CT by corticosteroids: Case report. Neurosurgery 6:282
9. Gurcay O, Wilson CB, Barker M et al. (1971) Corticosteroid effect on transplantable rat glioma. Arch Neurol 24:266
10. Ingraham FD, Matson DD, McLaurin RL (1952) Cortisone and ACTH as an adjunct to the surgery of craniopharyngeomas. N Engl J Med 246:568
11. Jelsma R, Bucy PC (1967) The treatment of glioblastoma multiforme of the brain. J Neurosurg 27:388
12. Kofman S, Garvin JS, Nagamani D et al. (1957) Treatment of cerebral metastasis from breast carcinoma with prednisolone. JAMA 163:1473
13. Kotsilimbas DG, Meyer L, Berson M et al. (1967) Corticosteroid effect on intracerebral melanomata and associated cerebral edema: Some unexpected findings. Neurology 17:223
14. Kullberg G (1972) Clinical studies on the effect of corticosteroids on the ventricular fluid pressure. In: Reulen HJ, Schürmann K (eds) Steroids and brain edema. Springer, Berlin Heidelberg New York, pp 253–258
15. Lieberman A, Brun YL, Glass P et al. (1977) Use of high dose corticosteroids in patients with inoperable brain tumors. J Neurol Neurosurg Psychiatr 44:678
16. Long DM (1970) Capillary ulstrastructure and the blood-brain barrier in human malignant brain tumors. J Neurosurg 32:127
17. Long DM, Hartmann JF, French LA (1966) The response of human cerebral edema to glucosteroid administration: An electron microscopic study. Neurology 16:521
18. Martins AN, Ramirez A, Solomon LS et al. (1974) The effect of dexamethason on the rate of formation of cerebrospinal fluid in the monkey. J Neurosurg 41:550
19. Martins AN, Severance RE, Henry JS et al. (1979) Experimental delayed necrosis of the brain. J Neurosurg 51:587
20. Marty R, Cain ML (1973) Effects of dexamethasone on the brain scan. Radiology 107:117
21. Murphy BEP, Cosgrove JB, McJlquham MC et al. (1967) Adrenal corticoid levels in human cerebrospinal fluid. Can Med Assoc J 97:13
22. Renaudin J, Fewer D, Wilson CB et al. (1973) Dose dependency of decadron in patients with partially excised brain tumors. J Neurosurg 39:302
23. Reulen HJ, Medzihradsky F, Enzenbach R et al. (1960) Electrolytes, fluids and energy metabolism in human cerebral edema. Arch Neurol 21:517
24. Reulen HJ, Hadjidimos A, Schürmann K (1972) The effect of dexamethasone on water and electrolyte content and on rCBF in perifocal brain edema in man. In: Reulen HJ, Schürmann K (eds) Steroids and brain edema. Springer, Berlin Heidelberg New York, pp 239–252
25. Selker RG, Moore P, Odachowski S (1979) Corticosteroid therapy in the management of gliomas. Neurooncology 1:143–153
26. Shapiro WR, Posner JB (1974) Corticosteroid hormones. Arch Neurol 30:217

27. Sherbet GV, Lakshmi MS, Haddad SK (1977) Does dexamethasone inhibit the growth of human gliomas? J Neurosurg 47:864
28. Stage WS, Stein JJ (1974) Treatment of malignant astrocytomas. AJR 120:7
29. Walker MD, Strike TA (1979) The treatment of malignant glioma in controlled studies. Neurooncology 1:267–274
30. Weinstein JD, Toy FJ, Jaffe ME et al. (1973) The effect of dexamethasone on brain edema in patients with metastatic brain tumors. Neurology 23:121
31. Werk EE, Choi Y, Sholiton L et al. (1969) Interference in the effect of dexamethasone by diphenylhydantoin. N Engl J Med 281:32
32. Wilson CB (1976) Single-agent chemotherapy of brain tumors. Arch Neurol 33:739
33. Wilson CB, Barker M, Hoshino T (1972) Steroid induced inhibition of growth in glial tumors: a kinetic analysis. In: Reulen HJ, Schürmann K (eds) Steroids and brain edema. Springer, Berlin Heidelberg New York, pp 95–100
34. Wright RL, Shaumba B, Keller J (1969) The effect of gluocorticosteroids on growth and metabolism of experimental glial tumors. J Neurosurg 30:140
35. Yamada K, Bremer A, West CR (1979) Effect of dexamethasone on tumor-induced brain edema and its distribution in the brain of monkeys. J Neurosurg 50:361

Kapitel VI

1. Becker CD, Seiler RW (1977) Katamnestische Untersuchung prognostische Faktoren bei undifferenzierten supratentoriellen Astrozytomen. Dissertation, Universität Bern
2. Boethius J, Bergström M, Greitz T (1980) Stereotactic computerized tomography with a GE 8800 scanner. J Neurosurg 52:794
3. EORTC Brain Tumor Study Group (1978) Effect of CCNU on survival rate, of objective remission and duration of free interval in patients with malignant brain glioma. Eur J Cancer 14:851
4. Frankel SA, German WJ (1958) Glioblastoma multiforme. Review of 219 cases with regard to natural history, pathology, diagnostic methods and treatment. J Neurosurg 15:489
5. Heppner F (1979) Erfahrungen mit dem CO_2-Laser in der Chirurgie des Nervensystems. Zentralbl Neurochir 40:297
6. Jelsma R, Bucy PC (1967) The treatment of glioblastoma multiforme of the brain. J Neurosurg 27:388
7. Netsky MG, August B, Fowler W (1950) The longevity of patients with glioblastoma multiforme. J Neurosurg 7:261
8. Ostertag CB, Mennel HD, Kiessling M (1980) Stereotactic biopsy of brain tumors. Surg Neurol 14:275
9. Roth JG, Elvidge A (1960) Glioblastoma multiforme: A clinical survey. J Neurosurg 17:736
10. Scanlon PW, Taylor WF (1979) Radiotherapy of intracranial astrocytomas: Analysis of 417 cases treated from 1960 through 1969. Neurosurgery 5:301
11. Seiler RW (1981) Late results of multimodality therapy of high-grade supratentorial astrocytomas. Surg Neurol 15:88
12. Seiler RW, Zimmermann A, Bleher EA et al. (1979) Preoperative radiotherapy and chemotherapy in hypervascular high-grade supratentorial astrocytomas. Surg Neurol 12:131
13. Shetter AG, Bertuccini TV, Pittman HW (1977) Closed needle biopsy in the diagnosis of intracranial mass lesions. Surg Neurol 8:341
14. Stula D, Gratzl O (1979) Operative Behandlung von bösartigen intrakraniellen Geschwülsten mit CO_2-Laser. Zentralbl Neurochir 40:343

15. Taveras JA, Thompson HG, Pool JL (1962) Should we treat glioblastoma multiforme? AJR 87:473
16. Walker MD, Brain Tumor Study Group (1978) Evaluation of BCNU and/or radiotherapy in the treatment of anaplastic gliomas. J Neurosurg 49:333
17. Walker MD, Strike TA (1979) The treatment of malignant glioma in controlled studies. Neurooncology 1:267–274
18. Weir B (1973) The relative significance of factors affecting postoperative survival in astrocytomas grades 3 and 4. J Neurosurg 38:448
19. Wilson CB (1975) Reoperation for primary tumors. Sem in Oncol 2:19

Kapitel VII

1. Adams GE (1973) Clinical radiosensitization of hypoxic cells. Br Med Bull 29:48–53
2. Adams GE, Dewey DL (1963) Hydrated electrons and radiobiological sensitation. Biochem Biophys Res Commun 12:473–481
3. Andrews JR (1978) The radiobiology of human cancer radiotherapy, 2nd edn. University Park Press, Baltimore
4. Aristizabal SA, Caldwell WL (1971) Time-dose volume relationships in the treatment of glioblastoma multiforme. Radiology 101:201–202
5. Aristizabal S, Caldwell WL, Avila J (1977) The relationship of time-dose fractionation factors to complications in the treatment of pituitary tumors by irradiation. Int J Radiat Oncol Biol Phys 2:667–673
6. Arnold A, Bailey P, Laughlin JS (1954) Effects of betatron radiations in the brain of primates. Neurology (NY) 4:165–178
7. Asquith JC, Foster JL, Willson RL (1974) Metronidazole ("Flagyl"): A radiosensitizer of hypoxic cells. Br J Radiol 47:474–481
8. Asquith JC, Watts ME, Patel K (1974) Electron affinic sensitization. V Radiosensitization of hypoxic bacteria and mammalian cells in vitro by some nitroimidazoles and nitropyrazoles. Radiat Res 60:108–118
8a. Beck MDF (1980) Imaging techniques in the diagnosis of radiation damage to the nervous system. In: Gilbert HA, Kagan AR (eds) Radiation damage to the nervous system. A delayed therapeutic hazard. Raven Press, New York, pp 107–128
9. Bewley DK (1972) Pions and heavy ions in radiotherapy. Nature 237:17–19
10. Bicher HJ, Hetzel FW, Sandhu TS, Frinak S, Vaupel P, O'Hara M, O'Brian T (1980) Effects of hyperthermia in normal and tumor microenvironment. Radiology 137: 523–530
11. Bicher HJ, Sandhu TS, Hetzel FW (1980) Hyperthermia and radiation in combination: a clinical fractionation regime. Int J Radiat Oncol Biol Phys 6:861–866
12. Bleyer WA, Griffin TW (1980) White matter necrosis, mineralizing microangiopathy and intellectual abilities in survivers of childhood leukemia. In: Gilbert HA, Kagan AR (eds) Radiation damage to the nervous system. A delayed therapeutic harzard. Raven Press, New York, pp 59–92
13. Boldrey E, Sheline G (1967) Delayed transitory clinical manifestations after radiation treatment of intracranial tumors. Acta Radiol 5:5–10
14. Bouchard J (1973) Central nervous system. In: Fletscher GH (ed) Textbook of radiotherapy, 2nd edn. Lea & Febiger, Philadelphia, pp 366–418
15. Bryan P (1974) CSF seeding of intra-cranial tumors: A study of 96 cases. Clin Radiol 25:355–360
16. Bull JWD, Rovit RL (1957) The radiographic localization of intracerebral gliomata. J Fac Radiol 8:147–157
17. Bush RS, Jenkin RDT, Allt WEC (1978) Definitive evidence for hypoxic cells influencing cure in cancer therapy. Br J Cancer 37:302–306

18. Castro JR, Quivey JM (1977) Clinical experience and expectations with Helium and heavy ion irradiation. Int J Radiat Oncol Biol Phys 3:127–131
19. Catterall M (1977) The results of randomised clinical trials of fast neutrons from the medical research council cyclotron, London. Int J Radiat Oncol Biol Phys 3:247–253
20. Catterall M, Bloom HJG, Ash DV et al. (1980) Fast neutrons compared with megavoltage x-rays in the treatment of patients with supratentorial glioblastoma: A controlled pilot study. Int J Radiat Oncol Biol Phys 6:261–266
21. Caveness WF (1977) Pathology of radiation damage to the normal brain of the monkey. Natl Cancer Inst Monogr 46:57–76
22. Caveness WF (1980) Experimental observations: Delayed necrosis in normal monkey brain. In: Gilbert HA, Kagan AR (eds) Radiation damage to the nervous system. A delayed therapeutic harzard. Raven Press, New York, pp 1–38
23. Chang CH (1977) Hyperbaric oxygen and radiation therapy in the management of glioblastoma. Natl Cancer Inst Monogr 46:163–169
24. Chapman JD, Renvers AP, Borsa J (1973) Effectiveness of nitrofuran derivatives in sensitizing hypoxic mammalian cells to x-rays. Br J Radiol 46:623–630
25. Chassard JL, Dutou L, Gérard JP, Papillon J (1976) La radiothérapie post-opératoire des gliomes hémisphériques de l'adulte. J Radiol Electrol Med Nucl 57:391–398
26. Chauser B, Morris C, Field SB, Lewis PB (1977) The effects of fast neutrons and x-rays on the subependymal layer of the rat brain. Radiology 122:821–823
27. Churchill-Davidson J, Sanger C, Thomlinson RH (1957) Oxygenation in radiotherapy. II. Clinical application. Br J Radiol 30:406–422
28. Concannon JP, Kramer S, Berry R (1960) The extent of intracranial gliomata at autopsy and its relationships to techniques used in radiation therapy of brain tumors. AJR 84:99–107
29. Cottier H (1966) Histopathologie der Wirkung ionisierender Strahlen auf höhere Organismen (Tier und Mensch). In: Zuppinger A (Hrsg) Strahlenbiologie. Springer, Berlin Heidelberg New York (Handbuch der Medizinischen Radiology, Bd. II, S 35–272
31. Denekamp J, Michael BD (1972) Preferential sensitation of hypoxic cells to radiation in vivo. Nature 239:21–27
32, Deutsch G, Foster JL, McFazean JA (1975) Human studies with "high dose" metronidozole, a non-toxic radiosensitizer of hypoxic cells. Br J Cancer 31:75–80
33. Dewey WC, Thrall DE, Gilette EL (1977) Hyperthermia and radiation: A selective thermal effect on chronically hypoxic tumor cells in vivo. Int J Radiat Oncol Biol Phys 2:99–103
34. Dische S (1978) Hyperbaric oxygen: The medical research council trials and other clinical significance. Br J Radiol 51:888–894
35. Dische S, Saunders MI, Lee ME, Adams GE, Flockhart IR (1977) Clinical testing of radiosensitizer RO-07-0582: Experience with multiple doses. Br J Cancer 35: 567–579
36. Dische S, Saunders MJ, Flockhart IR, Lee ME, Anderson P (1979) Misonidazole: A drug for trial in radiotherapy and oncology. Int J Radiat Oncol Biol Phys 5: 851–860
37. Druckmann A (1929) Schlafsucht als Folge der Röntgenbestrahlung. Beitrag zur Strahlenempfindlichkeit des Gehirns. Strahlentherapie 33:382–384
38. Dugle DL, Chapman JD, Gillespie CJ, Borsa J, Webb RG, Meeker BE, Renvers AP (1972) Radiation induced strand breakage in mammalian cell DNA: I. Enhancement of single-strand breaks by chemical radiosensitizers. Int J Radiat Biol Phys 22:545–555
39. Eddy HA (1980) Alterations in tumor microvasculature during hyperthermia. Radiology 137:515–525
40. Ellis F (1969) Dose, time and fractionation. A clinical hypothesis. Clin Radiol 20: 1–7

41. Emami B, Nussbaum GH, Then'Haken RK, Hughes WL (1980) Physiological effects of hyperthermia: Response of capillary blood flow and structures to local tumor heating. Radiology 137:805–809
42. EORTC (in preparation) Cooperative group for radiotherapy. Double blind study of radiotherapy and misonidazole for high malignant brain tumors.
43. EORTC (in preparation) Cooperative group for radiotherapy. Multiple daily irradiations for high grade malignant gliomas
44. Field SB, Hume SP, Law MP, Myers R (1977) The response of tissues to combined hyperthermia and x-rays. Br J Radiol 50:129–134
45. Fischer AW, Holfelder H (1930) Lokales Amyloid im Gehirn: Eine Spätfolge von Röntgenbestrahlungen. Zentralblatt Chir 277:475
46. Fletscher GH (1979) Squames cell carcinoma of the oropharynx. Int J Radiat Oncol Biol Phys 5:2073–2090
47. Foster JL, Willson RL (1973) Radiosensitation of anoxic cells by metronidazole. Br J Radiol 46:234–235
48. Franke HD (1973) Die Strahlenempfindlichkeit des Nervensystems. Strahlenschutz Forsch Prax 12:163–194
49. Franke HD, Lierse W (1978) Strahlenbedingte Reaktionen des Gehirns und des Rückenmarks. Strahlentherapie 174:587–198
50. Freemann JE, Johnston PGB, Voke JM (1973) Somnolence after prophylactic cranial irradiation in children with acute lymphoblastic leukemia. Br Med J IV: 523–525
51. Gangji D, Reaman G, Cohen SR, Bleyer A, Poplack DG (1980) Leukoencephalopathy and elevated levels of myelin basic protein in the cerebrospinal fluid of patients with acute lymphoblastic leukemia. N Engl J Med 303:19–21
52. Gangji D, Schwade JG, Strong JM (to be published) Phenytoin-Misonidazole: Possible metabolic interaction. Cancer Treat Rep
53. Gilbert HA, Kagan AR (1980) Preface. In: Gilbert HA, Kagan AR (eds) Radiation damage to the nervous system. A delayed therapeutic hazard. Raven Press, New York
54. Gray AJ, Dische S, Adams GE, Flockhart IR, Forster JL (1976) Clinical testing of the radiosensitizer RO-07-0582. I. Dose tolerance, serum and tumour concentration. Clin Radiol 27:151–157
55. Gray LH, Conger AD, Ebert M (1953) The concentration of oxygen dissolved in tissues at the time of irradiation as a factor in radiotherapy. Br J Radiol 26: 631–648
56. Green N, George F (1970) Total brain radiotherapy: Technical considerations. Radiology 96:429–432
57. Gregersen MJ, Pallavicini C, Chien S (1962) Studies in the chemical composition of the central nervous system in relation to the effects of x-irradiation and of disturbances in water and salt balance. Radiat Res 17:209–225
58. Gutin PH, Wara WM, Phillips TL, Wilson CB (1980) Hypoxic cell radiosensitizers in the treatment of malignant brain tumors. Neurosurgery 6:567–576
59. Haase W, Rey G, Wölgens P (1977) Beitrag zur Strahlentherapie der Hirntumoren. Strahlentherapie 153:437–448
60. Hahn GM (1974) Metabolic aspects of the role of hyperthermia in mammalian cell inactivation and their possible relevance to cancer treatment. Cancer Res 34: 3117–3123
61. Hall EJ, Biaglow J (1977) RO-07-0582 as a radiosensitizer and cytotoxic agent. Int J Radiat Oncol Biol Phys 2:521–530
62. Harisiadis L, Hall EJ, Kraljevic U, Borek C (1975) Hyperthermia: Biological studies at the cellular level. Radiology 117:447–452
63. Harris JR, Levene MB (1976) Visual complications following irradiation, for pituitary adenomas and craniopharyngeomas. Radiology 120:167–171

64. Hellriegel W (1957) Die Strahlenbehandlung der Hirntumoren. Strahlentherapie 102:21–30
65. Hevitt HB, Wilson CW (1959) The effect of tissue oxygen tension on the radiosensitivity of leukemia cells irradiated in situ in the livers of leukaemic mice. Br J Cancer 13:675–684
66. Hindo WA, De Trana FA, Lee MS, Hendrickson FR (1970) Large dose increment irradiation in treatment of cerebral metastases. Cancer 26:138–141
67. Hofer KG, Hofer MG, Ieracitano J, McLaughlin WH (1977) Radiosensitization of hypoxic tumor cells by simultaneous administration of hyperthermia and nitroimidazoles. Radiat Res 70:362–377
68. Hoffmann WF, Levin VA, Wilson CB (1979) Evaluation of malignant glioma patients during the postirradiation period. J Neurosurg 50:624–628
69. Jentzsch K, Kärcher KH, Kogelnik HD et al. (1977) Initial clinical experience with the radiosensitizing nitroimidazole RO-07-0582. Strahlentherapie 153:825–831
70. Jones A (1964) Transient radiation myelopathy (with reference to Lhermitte's signe of electrical paresthesia). Br J Radiol 37:727–764
71. Kagan AR, Wollin M, Gilbert HA, Nussbaum H, Hintz BL, Rao A, Chan PYM (1980) Comparison of the tolerance of the brain and spinal cord to injury by radiations. In: Gilbert HA, Kagan AR (eds) Radiation damage to the nervous system. A delayed therapeutic hazard. Raven Press, New York, pp 183–190
72. Klatzo I, Miguel J, Tobias C, Haymaker W (1961) Effects of alpha-particle radiation on the rat brain, including vascular permeability and glycogen studies. J Neuropathol Exp Neurol 20:495–472
73. Kligerman MM, Knapp EA, Petersen DF (1975) Biomedical program leading to therapeutic trials of pion radiation at Los Alamos. Cancer 36:675–680
74. Kogel AJ van der, Barendsen GW (1979) Late effects of radiation in the spinal cord. Publication of the radiobiological institute. Rijswijk, The Netherlands, pp 118–121
75. Kogelnik HD, Reinartz G, Szepesi T, Wurst F, Mamoli B, Wessely P, Stark H (1980) Klinische Erfahrungen bei täglicher Gabe von Misonidazol. Strahlentherapie 156: 759–764
76. Köhn K, Schlungbaum W (1958) Ein Beitrag zur Kenntnis der frühkindlichen Strahlenencephalopathie. Strahlentherapie 107:556–566
77. Kramer S (1959) Tumor extent as a determining factor in radiotherapy of glioblastomas. Acta Radiol 8:111–117
78. Kramer S (1968) The hazards of therapeutic irradiation of the central nervous system. Clin Neurosurg 15:301–318
79. Kramer S, Sauthard ME, Mansfield CM (1972) Radiation effect and tolerance of the central nervous system. Front Radiat Ther Oncol 6:332–345
80. Lampert PW, Davis RL (1964) Delayed effects of radiation in the human central nervous system: "early and late" delayed reactions. Neurology (NY) 14:912–917
81. Laramore GE, Griffin TW, Gerdes AJ, Parker RG (1978) Fast neutron and mixed (neutron/photon) beam teletherapy for grades III and IV astrocytomas. Cancer 42: 96–103
82. Levin VA, Edwards MS, Byrd A (1979) Quantitative observations of the acute effects of x-irradiation on brain capillary permeability: Part I. Int J Radiat Oncol Biol Phys 5:1677–1631
83. Ley A, Guitard JM (1962) Surgical management of intracranial gliomas. J Neurosurg 19:365–374
84. Lierse W, Francke HD (1970) Ultrastrukturelle Veränderungen am Gehirn des Meerschweinchens und der Ratte während der Latenzzeit der Strahlenreaktion. Fortschr Röntgenstr 112:151–157
85. Lindgren M (1958) On tolerance of brain tissue and sensitivity of brain tumours to irradiation. Acta Radiol (Suppl) (Stockh) 170:1–73

86. Liu HM, Maurer HS, Vongriont S, Conway JJ (1978) Methotrexate encephalopathy. A neuropathologic study. Hum Pathol 9:635–648
87. Marsa GW, Goffinet DR, Rubinstein LJ, Bagshaw MA (1975) Megavoltage irradiation in the treatment of gliomas of the brain and spinal cord. Cancer 36:1681–1689
88. Maruyama Y, Beach JL, Feola J (1980) Scheduling of hypoxic tumor therapy using neutron brachytherapy. Radiology 137:775–781
89. Matzukado Y, McCarty CS, Kernohan JW (1961) Growth of glioblastoma multiforme (astrocytoma grade III and IV) in neurosurgical practice. J Neurosurg 18: 636–644
90. McIntosh S, Fischer DB, Rothman S, Rosenfield N, Label JS, O'Brien RT (1977) Intracranial calcification in childhood leukemia. J Pediatr 91:909–913
91. Meadows AT, Evans AE (1976) Effects of chemotherapy in the central nervous system. Cancer 37:1079–1085
92. Mikhael MA (1980) Dosimetric considerations in the diagnosis of radiation necrosis of the brain. In: Gilbert HA, Kagan HR (eds) Radiation damage to the nervous system. A delayed hazard. Raven Press, New York, pp 59–92
93. Milne N, Hill RP, Bush RS (1973) Factors affecting hypoxic KHT tumor cells in mice breathing O_2, O_2 and CO_2, or hyperbaric oxygen with or without anaesthetic. Radiology 106:663–671
94. Onoyma Y, Abe M, Yabumoto E, Sakamoto T, Nishidai T, Suyama S (1976) Radiation therapy in the treatment of glioblastoma. AJR 126:481–492
95. Orton CG, Ellis F (1973) A simplification in the use of the NSD concept in practical radiotherapy. Br J Radiol 46:529–537
96. Parker D, Malpas JS, Sandland R, Sheaff PC, Freeman JE, Paxton A (1978) Outlook following somnolence syndrom after prophylactic cranial irradiation. Br Med J IV:554–559
97. Parker RG, Berry HC, Gerdes AJ, Soronen MD, Shaw CM (1976) Fast neutron beam radiotherapy of glioblastoma multiforme. AJR 127:331–335
98. Peylan-Ramu N, Poplack DG, Pizzo PA, Adornato BT, Di Chiro G (1978) Abnormal CT scans of the brain in asymptomatic children with acute lymphocytic leukemia after prophylactic treatment of the central nervous system with radiation and intrathecal chemotherapy. N Engl J Med 298:1815–1818
99. Pochedly C (1979) Prophylactic CNS-therapy in childhood acute leukemia. Review of methods used. Am J Pediatr Hematol Oncol 1:119–126
100. Price RA (1979) Histopathology of CNS leukemia and complications of therapy. Am J Pediatr Hematol Oncol 1:21–30
101. Price RA, Birdwell DA (1978) The central nervous system in childhood leukemia. III. Mineralizing microangiopathy and dystrophic calcification. Cancer 42:717–728
102. Price RA, Jamilson PA (1975) The central nervous system in childhood leukemia. II. Subacute leucoencephalopathy. Cancer 35:316–318
103. Putten LM van (1977) Reoxygenation of hypoxic tumor cells. Strahlentherapie 153:380–383
104. Putten LM van, Kallman RF (1968) Oxygenation status of a transplantable tumor during fractionated radiotherapy. J Natl Cancer Inst 40:441–451
105. Raju MR, Amolz AJ, Dicello JF et al. (1978) A heavy particle comparative study. Br J Radiol 51:699–703
106. Rider WD (1963) Radiation damage to the brain. A new syndrome. J Can Assoc Radiol 14:67–69
107. Rubin P (1969) Extradural spinal cord compression by tumor. I. Experimental production and treatment trial. Radiology 93:1243–1260
108. Rubin P, Hanley J, Keys HM, Marcial V, Brady L (1979) Carbogen breathing during radiation therapy – the radiation therapy oncology group national study. Int J Radiat Oncol Biol Phys 5:1963–1970

109. Salazar OM, Rubin P (1976) The spread of glioblastoma multiforme as a determining factor in the radiation treated volume. Int J Radiat Oncol Biol Phys 1: 627–637
110. Salazar OM, Rubin P, McDonald JV, Feldstein ML (1976) High dose radiation therapy in the treatment of glioblastomas multiforme: a preliminary report. Int J Radiat Oncol Biol Phys 1:717–727
111. Salazar OM, Rubin P, Feldstein ML, Pizzutiello R (1979) High dose radiation therapy in the treatment of malignant gliomas: final report. Int J Radiat Oncol Biol Phys 5:1733–1740
112. Schlienger M, Constans JP, Roujeau J, Askienazy S, Eschwege F (1973) Irradiation d'une serie de 304 tumeurs intrakranielles malignes primitives de l'adulte. J Radiol Electrol Med Nucl 54:939–950
113. Seiler R, Greiner R, Zimmermann A, Markwalder H (1978) Radiotherapy combined with procarbazine, bleomycin and CCNU in the treatment of high-grade supratentorial astrocytomas. J Neurosurg 48:861–865
114. Sheldon PW, Fowler JF (1979) The effect of recovery from potentially lethal damage on the determination of reoxygenation in a murine tumour. Br J Radiol 52:634–641
115. Sheline GE (1975) Radiation therapy of primary tumours. Semin Oncol 2:29–42
116. Sheline GE (1976) The importance of distinguishing tumour grade in malignant gliomas: treatment and prognosis. Int J Radiat Oncol Biol Phys 1:781–786
117. Sheline GE, Wara WM (1980) Therapeutic irradiation and brain injury. Int J Radiat Oncol Biol Phys 6:1215–1228
118. Simpson WJ, Platts ME (1976) Fractionation study in the treatment of glioblastoma multiforme. Int J Radiat Oncol Biol Phys 1:639–644
119. Song CW, Kang MS, Rhee Juong G, Levitt SH (1980) The effect of hyperthermia on vascular function, pH, and cell survival. Radiology 137:795–803
120. Sridhar R, Sutherland R (1977) Hyperthermic potentiation of cytotoxicity of Ro-07-0582 in multicell spheroids. Int J Radiat Oncol Biol Phys 2:531–535
121. Steward FA, Denekamp J (1978) The therapeutic advantage of combined heat and x-rays on a mouse fibrosarcoma. Br J Radiol 51:307–316
122. Sutherland RM, Franko AJ (1980) On the nature of the radiobiologically hpoxic fraction in tumors. Int J Radiat Oncol Biol Phys 6:117–120
123. Thomlinson RH, Gray LH (1955) Histological structure of some human lung cancers and possible implications for radiotherapy. Br J Cancer 9:539–549
124. Thomlinson RH, Dische S, Gray AJ, Errington LM (1976) Clinical testing of the radiosensitizer RO-07-0582. III. Response of tumours. Clin Radiol 27:151–157
125. Todd IDH (1963) Choice of volume in the x-ray treatment of supratentorial gliomas. Br J Radiol 36:645–649
126. Turner AR, Allalunis MJ, Urtasun RC, Pedersen JE, Meeker BE (1980) Cytotoxic and radiosensitizing effects of Misonidazole on hematopoiesis in normal and tumor-bearing mice. Int J Radiat Oncol Biol Phys 6:1157–1162
127. Urtasun R, Band P, Chapman D, Feldstein ML, Mielke B, Fryer C (1976) Radiation and high-dose metronidazole in supratentorial glioblastomas N Engl J Med 294:1364–1367
128. Urtasun RC, Band P, Chapman D, Rabin H, Wilson F, Fryer CG (1977) Clinical phase I study of the hypoxic cell radiosensitizer RO-07-0582, a 2-nitro-imidazole derivative. Radiology 122:801–804
129. Walker MD, STrike TA (1979) A phase II evaluation of misonidazole in the treatment of malignant glioma (Abstract). Proc Am Assoc Cancer Res 20:433
130. Walker MD, Alexander E, Hunt WE et al. (1978) Evaluation of BCNU and/or radiotherapy in the treatment of anaplastic gliomas. J Neurosurg 49:333–343
131. Walker MD, Strike TA, Sheldine GE (1979) An analysis of dose-effect relationship in the radiotherapy of malignant gliomas. Int J Radiat Oncol Biol Phys 5:1725–1731

132. Weichselbaum RR, Epstein J, Little JB, Kornblith P (1976) Inherent cellular radiosensitivity of human tumors of varying clinical curability. AJR 127:1027–1032
133. Yung W, Steward W, Marks JE, Griem ML, Mullan JF (1976) Glioblastoma multiforme: treatment with radiation and triiodothyronine. Int J Radiat Oncol Biol Phys 1:645–650
134. Zeman W (1966) Oxygen effect and selectivity of radiolesions in the mammalian neuraxis. Acta Radiol 5:204–216
135. Zippel RM, Sack H (1979) Nebenwirkungen und Spätfolgen der kombinierten Strahlen- und Chemotherapie des Gehirnschädels bei Kindern mit akuter lymphoblastischer Leukämie (ALL). Strahlentherapie 155:165–170

Kapitel VIII

1. Andersen AP, Scandinavian Glioblastoma Study Group (1981) Combined modality theray of operated astrocytomas grade III and IV. Confirmation of the value of postoperative irradiation and lack of potentiation of bleomycin on survival time. Cancer 47:649
2. Ausman JI, Levin VA, Brown WE et al. (1977) Brain tumor chemotherapy. J Neurosurg 46:155
3. Bellot PA, Valdiserri RO (1979) Multiple pulmonary lesions in a patient treated with BCNU for glioblastoma multiforme. Cancer 43:46
4. Boldrey E, Sheline G (1966) Delayed transitory clinical manifestations after radiation treatment of intracranial tumors. Acta Radio (Ther) (Stockh) 5:5
5. Broder LE, Rall DP (1972) Chemotherapy of brain tumors. Prog Exp Tumor Res 17:373
6. Brouty-Boye G, Constans JP (1976) Action comparative in vitro de divers agent anti-mitotique sur des lignées cellulaires établies à partir de tumeurs cérébrales humaines. Neurochirurgie 22:69
7. Burger PC, Mahaley MS, Dudka L et al. (1979) The morphologic effects of radiation administered therapeutically for intracranial gliomas. Cancer 44:1256
8. Djerassi J, Kim JS, Shulman K (1977) High-dose MTX/Citrovorum factor rescue in the management of brain tumors. Cancer Treat Rep 61:691
9. Eckman WW, Patlak CS, Fenstermacher JD (1974) A critical evaluation of the principles governing the advantages of intraarterial infusions. J Pharmacokinet Biopharm 2:257
10. Edland RW, Javid M, Ansfiels FJ (1971) Glioblastoma multiforme. An analysis of the results of postoperative radiotherapy alone versus radiotherapy and concomitant 5-FU. AJR 111:337
11. EORTC Brain Tumor Group (1978) Evaluation on survival rate of objective remission and duration of free interval in patients with malignant brain glioma. Eur J Cancer 14:851
12. EORTC Brain Tumor Group (1981) Evaluation of CCNU, VM 26 and procarbazine in supratentorial brain gliomas. Final evaluation of a randomized study. J Neurosurg 55:27
13. Fewer SA, Wilson CB, Boldrey EB et al. (1972) The chemotherapy of brain tumors: Clinical experience with BCNU and vincristine. JAMA 222:549
14. Garfield J, Davan AD (1973) Postoperative intracavitary chemotherapy of malignant gliomas. J Neurosurg 39:315
15. Garfield J, Dayan AD, Weller RO (1975) Postoperative intracavitary chemotherapy of malignant supratentorial astrocytomas using BCNU. Clin Oncol 1:213

16. Geran RI, Congleton GF, Dudeck LE et al. (1974) A mouse ependymoblastoma as an experimental model for screening potential antineoplastic drugs. Cancer Chemother Rep 4:53
17. Gutin PH, Wilson CB, Kumar VAR et al. (1975) Phase II study of procarbazine, CCNU and vincristine combination chemotherapy in the treatment of malignant brain tumors. Cancer 35:1398
18. Hayakawa T, Ushio Y, Mogami H et al. (1974) The uptake, distribution and antitumor activity of bleomycin in gliomas in the mouse. Eur J Cancer 10:137
19. Hayakawa T, Ushio Y, Morimoto H et al. (1976) Uptake of bleomycin by human brain tumors. J Neurol Neurosurg Psychiatr 39:341
20. Heiss WD, Turnheim M, Mamoli B (1978) Combination chemotherapy of malignant glioma. Effect of postoperative treatment with CCNU, vincristine amethopterin and procarbazine. Eur J Cancer 14:1191
21. Hildebrand J, Brihaye J (1978) Chemotherapy of brain tumors. In: Krayenbühl H, Brihaye J, Loew F, Logue V, Mingrino S, Pertuiset B, Symon L, Troupp H, Yasargil MG (eds) Advances and technical standards in neurosurgery, vol 5. Springer, Wien New York, p 75
22. Hildebrand J, Brihaye J, Wagenknecht L et al. (1973) Combination chemotherapy with CCNU, vincristine and methotrexate in primary and metastatic brain tumors. Eur J Cancer 11:585
23. Hochberg FH, Slotnick B (1980) Neuropsychologic impairment in astrocytoma survivors. Neurology (NY) 30:172–177
24. Hoshino T (1976) Cell kinetics of malignant brain tumors. In: Fewer D, Wilson CB, Levin VA (eds) Brain tumor chemotherapy. Thomas, Springfield, pp 16–41
25. Hoshino T (1979) The cell kinetics of gliomas: Its prognostic value and therapeutic implications. Neurooncology 1:105–112
26. Hoshino T, Wilson CB (1975) Review of basic concepts of cell kinetics as applied to brain tumors. J Neurosurg 42:123
27. Hoshino T, Wilson CB, Rosenblum ML et al. (1975) Chemotherapeutic implications of growth fraction and cell cycle time in glioblastomas. J Neurosurg 43:127
28. Israel L, Chahinian P (1973) Comparative toxicity on leukocytes and platelets of 2 regimens of CCNU. Eur J Cancer 9:799
29. Jellinger K, Kothbauer P, Vollmer R eta l. (1979) Combination chemotherapy (COMP Protocol) and radiotherapy of anaplastic supratentorial gliomas. Acta Neurochir (Wien) 51:1
30. Jones SE (1974) Failure of Indium-III labeled bleomycin tumor scanning to predict response to bleomycin treatment. Cancer Chemother Rep 58:733
31. Jorgensen SJ (1972) Time-dose relationships in combined bleomycin treatment and radiotherapy. Eur J Cancer 8:531
32. Kennedy BJ, Brown JH, Yarbro JW (1965) Mithramycin therapy for primary glioblastomas. Cancer Chemother Rep 48:59
33. Khandekar JD, Bigner DD (19733) Chemotherapy of brain tumors. The "blood-brain barrier" is not a factor. Arch Neurol 34:523
34. Kumar ARV, Renaudin J, Wilson CB et al. (1974) Procarbazine hydrochloride in the treatment of brain tumors. J Neurosurg 40:365
35. Lassman LP, Pearce GW, Gang J (1965) Sensitivity of intracranial gliomas to vincristine sulphate. Lancet I:296
36. Levin VA, Wilson CB (1975) Chemotherapy: The agents in current use. Semin Oncol 2:63
37. Levin VA, Wilson CB (1976) Nitrosourea chemotherapy for primary malignant gliomas. Cancer Treat Rep 60:719
38. Levin VA, Crafts DC, Wilson CB et al. (1976) BCNU and procarbazine treatment for malignant brain tumors. Cancer Treat Rep 60:243
39. Levin VA, Hoffman WF, Pischer TL et al. (1978) BCNU/5-FU combination therapy for recurrent malignant brain tumors. Cancer Treat Rep 62:2071

40. Levin VA, Kabra PM, Freeman-Dove MA (1978) Pharmacokinetics of intracarotid artery ^{14}C-BCNU in the squirrel monkey. J Neurosurg 48:587
41. Long DM (1970) Capillary ultrastructure and the blood-brain barrier in human malignant brain tumors. J Neurosurg 32:127
42. Mamo L, Nouel JP, Robert J et al. (1973) Use of radioactive bleomycin to detect malignant intracranial tumors. J Neurosurg 39:735
43. Marks J, Gado M (1977) Serial CT of primary brain tumors following surgery, irradiation and chemotherapy. Radiology 125:119
44. Nakagaki H, Brunhart G, Kemper TL et al. (1976) Monkey brain damage from radiation in the therapeutic range. J Neurosurg 44:3
45. Neuwelt EA, Glasberg M, Frenkel E et al. (1980) Is there a therapeutic role for blood-brain barrier disruption? Ann Inter n Med 93:137
46. Norman D, Enzmann DR, Levin VA et al. (1976) Computed tomography in the evaluation of malignant glioma before and after therapy. Radiology 121:85
47. Ohno K, Fredericks R, Rapoport SI (1979) Osmotic opening of the blood-brain barrier to MTX in the rat. Surg Neurol 12:323
48. Ommaya AK (1963) Subcutanous reservoir and pump for sterile access to ventricular cerebrospinal fluid. Lancet II:983
49. Owens G, Javid R, Belmusto L et al. (1965) Intra-arterial vincristine therapy of primary gliomas. Cancer 18:756
50. Poisson M, Haus JJ, Pouillart P et al. (1979) Malignant gliomas treated after surgery by combination chemotherapy and delayed radiation therapy. Acta Neurochir (Wien) 51:27
51. Pollay M, Roberts PA (1980) Blood-brain barrier: A definition of normal and altered function. Neurosurgery 6:675
52. Pouillart P, Hoang Thy Huong T, Brugerie E et al. (1974) Sequential administration of two oncostatic drugs: Study of modalities for pharmacodynamic potentiation. Biomedicine 21:471
53. Pouillart P, Schwarzenberg L, Amiel JL et al. (1975) Combinations chimiothérapiques de drogues se potentialisant. Nouv Presse Med 4:721
54. Pouillart P, Mathe G, Thy Th et al. (1976) Treatment of malignant gliomas and brain metastasis in adults with a combination of adriamycin, VM 26 and CCNU. Cancer 38:1909
55. Ransohoff J, Lieberman A, Walker MD (1979) Multiple therapies in the management of malignant gliomas. Neurooncology 1:55–68
56. Reagan TJ, Bisel HF, Childs DS et al. (1976) Controlled study of CCNU and radiation therapy in malignant astrocytomas. J Neurosurg 44:186
57. Ringkjob R (1968) Treatment of intracranial gliomas and metastatic carcinomas by local application of cytostatic agents. Acta Neurol Scand 44:318
58. Rosen G, Ghavimi F, Nirenberg A et al. (1977) High-dose MTX with citrovorum factor rescue for the treatment of CNS tumors in children. Cancer Treat Rep 61:681
59. Rosenblum ML, Reynolds AF, Smith KA et al. (1973) CCNU in the treatment of malignant brain tumors. J Neurosurg 39:306
60. Rosenstock FG, Evans AE, Schut L (1976) Response to vincristine of recurrent brain tumors in children. J Neurosurg 45:135
61. Rozencweig M, Von Hoff DD, Henney J et al. (1977) VM 26 and VP 16–213: A comparative analysis. Cancer 40:334
62. Schacht RG, Leiberman AN, Epstein FJ et al. (1979) Chronic interstitial nephritis and renal failure due to nitrosurea therapy. Abstr. of the Int. Symp. on multidisciplinary aspects of brain tumor therapy, June 8–10, 1979, Gardone, Riviera, pp 25
63. Seiler RW (1981) Late results of multimodality therapy of high-grade supratentorial astrocytomas. Surg Neurol 15:88
64. Seiler RW, Greiner RH, Zimmermann A et al. (1978) Radiotherapy combined with procarbazine, bleomycin and CCNU in the treatment of high-grade supratentorial astrocytomas. J Neurosurg 48:861

65. Seiler RW, Imbach P, Vassella F et al. (1978) Adjuvant chemotherapy with intraventricular MTX and CCNU after surgery and radiotherapy of medulloblastomas. Helv Paediatr Acta 33:235
66. Seiler RW, Reichenbach W, Fricker U et al. (1978) Response to vincristine and procarbazine of recurrent medulloblastomas. Helv Paediatr Acta 33:177
67. Seiler RW, Vassella F, Markwalder H (1979) Combination chemotherapy with VM 26 and CCNU in primary malignant brain tumors. Surg Neurol 11:237
68. Seiler RW, Zimmermann A, Markwalder H (1980) Adjuvant chemotherapy with VM 26 and CCNU after operation and radiotherapy of high-grade supratentorial astrocytomas. Surg Neurol 13:65
69. Shapiro WR (1971) Studies on the chemotherapy of experimental brain tumors: Evaluation of CCNU, vincristine and 5-FU. J Natl Cancer Inst 46:359
70. Shapiro WR (1974) The chemotherapy of intracerebral vs subcutanous murine gliomas. Arch Neurol 30:222
71. Shapiro WR, Rall DP (1970) Studies on the chemotherapy of experimental brain tumors. Evaluation of BCNU, cyclophosphamide, mitramycine and methotrexate. Cancer Res 30:2401
72. Shapiro WR, Young DF (1976) Treatment of malignant glioma. Arch Neurol 33: 494
73. Shapiro WR, Young DF, Mehta BM (1975) MTX distribution in CSF after intravenous, ventricular and lumbar injections. N Engl J Med 293:161
74. Shealey CN, Crafts D (1955) Selective alteration of blood-brain barrier. J Neurosurg 23:484
75. Shetter AG, Bertuccini TV, Pittman HW (1977) Closed needle biopsy in the diagnosis of intracranial mass lesions. Surg Neurol 8:341
76. Slansky BD, Manu-Kaplan RS, Reynolds AF et al. (1974) PTG in the treatment of malignant intracranial neoplasms. Cancer 33:460
77. Sweet DL, Hendler FJ, Hanlon K et al. (1979) Treatment of grade III and IV astrocytomas with BCNU alone and in combination with VM 26 following surgery and radiation therapy. Cancer Treat Rep 63:1707
78. Takeuchi K (1975) A clinical trial of intravenous bleomycin in the treatment of brain tumors. Int J Clin Pharmacol Biopharm 12:419
79. Takeuchi K, Hoshino K (1977) Statistical analysis of factors affecting survival after glioblastoma multiforme. Acta Neurochir (Wien) 37:57
80. Tator CH (1977) Intraneoplastic injection of CCNU for experimental brain tumor chemotherapy. Surg Neurol 7:73
81. Tator CH, Wassenaar W, Day A et al. (1977) Therapy of an experimental glioma with systemic or intraneoplastic methotrexate or radiation. J Neurosurg 46:175
82. Tranum BL, SWOG (1975) A phase II study of Methyl-CCNU in the treatment of solid tumors and lymphomas. Cancer 35:1148
83. Ushio Y, Hayakawa T, Mogami H (1974) Uptake of tritiated MTX by mouse brain tumors after intravenous or intrathecal administration. J Neurosurg 40:706
84. Walker MD, Brain Tumor Study Group (1976) Evaluation of mithramycin in the treatment of anaplastic gliomas. J Neurosurg. 44:655
85. Walker MD, Brain Tumor Study Group (1978) Evaluation of BCNU and/or radiotherapy in the treatment of anaplastic gliomas. J Neurosurg 49:333
86. Walker MD, Brain Tumor Study Group (1980) Randomized comparisons of radiotherapy and nitrosoureas for the treatment of malignant glioma after surgery. N Engl J Med 303:1323
87. Walker MD, Gehan EA (1976) Clinical studies in malignant gliomas and their treatment with the nitrosoureas. Cancer Treat Rep 60:713
88. Walker MD, Hurwitz BS (1970) BCNU in the treatment of malignant brain tumors. Cancer Chemother Rep 54:263
89. Wasserman TH, Slavik M, Carter SC (1975) Clinical comparison of the nitrosoureas. Cancer 36:1258

90. Weir B, Band P, Urtasun R et al. (1976) Radiotherapy and CCNU in the treatment of high-grade supratentorial astrocytomas. J Neurosurg 45:129
91. Wilson CB (1976) Single-agent chemotherapy of brain tumors. Arch Neurol 33:739
92. Young RC, Walker MD, Canellos GP et al. (1973) Initial clinical trial with Methyl-CCNU. Cancer 31:1164

Kapitel IX

1. Hildebrand J, Badjou R, Collard-Ronge E et al. (1980) Treatment of brain gliomas with high dose CCNU and autologous bone marrow transplantation. Biomedicine 32:71
2. Hochberg FH, Pruitt A (1980) Assumption in the radiotherapy of glioblastoma. Neurology 30:907
3. Hosobuchi Y, Phillips TL, Stupar TA et al. (1980) Interstitial brachytherapy of primary brain tumors. J Neurosurg 53:613
4. Mundinger F, Hoefer T (1974) Protracted long-term irradiation of inoperable mid-brain tumours by stereotactic Curie-therapy using iridium-192. Acta Neurochir (Suppl) (Wien) 21:93
5. Ostertag CB, Mennel HD, Kiessling M (1980) Stereotactic biopsy of brain tumors. Surg Neurol 14:275
6. Salcman M (1980) Survival in glioblastoma: Historical perspective. Neurosurgery 7:435
7. Seiler RW (1981) Late results of multimodality therapy of high-grade supratentorial astrocytomas. Surg Neurol 15:88
8. Seiler RW, Zimmermann A, Bleher EA et al. (1978) Preoperative radiotherapy and chemotherapy in hypervascular, high-grade supratentorial astrocytomas. Surg Neurol 12:131
9. Tator CH (1977) Intraneoplastic injections of CCNU for experimental brain tumors. Surg Neurol 7:73
10. Wikstrand CJ, Bigner DD (1980) Immunobiologic aspects of the brain and human gliomas. A review. Am J Pathol 98:517

Sachverzeichnis

Schriftenreihe Neurologie Neurology Series

Herausgeber:
H. J. Bauer, G. Baumgartner, A. N. Davison, H. Gänshirt, P. Vogel

Die Bezieher des „Archiv für Psychiatrie und Nervenkrankheiten", der „Zeitschrift für Neurologie/Journal of Neurology" und des „Zentralblatt für die gesamte Neurologie und Psychiatrie" erhalten die Schriftenreihe zu einem um 10 Prozent ermäßigten Vorzugspreis

Band 1: W. Kahle: **Die Entwicklung der menschlichen Großhirnhemisphäre**
1969. 55 Abbildungen.
VIII, 116 Seiten
ISBN 3-540-04703-4
Nur antiquarisch erhältlich

Band 2: A. Prill: **Die neurologische Symptomatologie der akuten und chronischen Niereninsuffizienz**
Befunde zur pathogenetischen Wertigkeit von Stoffwechsel-, Elektrolyt- und Wasserhaushaltsstörungen sowie zur Pathologie der Blut/Hirn-Schrankenfunktion
1969. 49 Abbildungen.
VIII, 177 Seiten
ISBN 3-540-04704-2

Band 3: K. Kunze: **Das Sauerstoffdruckfeld im normalen und pathologisch veränderten Muskel**
Untersuchungen mit einer neuen Methode zur quantitativen Erfassung der Hypoxie in situ.
1969. 67 Abbildungen.
VIII, 118 Seiten
ISBN 3-540-04705-0

Band 4: H. Pilz: **Die Lipide des normalen und pathologischen Liquor cerebrospinalis**
1970. 4 Abbildungen, 23 Tabellen. VIII, 123 Seiten
ISBN 3-540-05007-8

Band 5: F. Rabe: **Die Kombination hysterischer und epileptischer Anfälle. Das Problem der „Hysteroepilepsie" in neuer Sicht**
Mit einem Geleitwort von E. Bay
1970. VII, 112 Seiten
ISBN 3-540-05008-6

Band 6: J. Ulrich: **Die cerebralen Entmarkungskrankheiten im Kindesalter. Diffuse Hirnsklerosen**
Mit einem Geleitwort von F. Lüthy
1971. 35 Abbildungen, 1 Farbtafel. XV, 202 Seiten
ISBN 3-540-05244-5

Band 7: K. H. Puff: **Die klinische Elektromyographie in der Differentialdiagnose von Neuro- und Myopathien. Eine Bilanz**
1971. 12 Abbildungen.
VIII, 84 Seiten
ISBN 3-540-05527-4

Band 8: K. Piscol: **Die Blutversorgung des Rückenmarkes und ihre klinische Relevanz**
1972. 37 Abbildungen, 3 Tabellen. VI, 91 Seiten
ISBN 3-540-05740-4

Band 9: M. Wiesendanger: **Pathophysiology of Muscle Tone**
1972. 4 figures. VI, 46 pages
ISBN 3-540-05761-7

Band 10: H. Spiess: **Schädigungen am peripheren Nervensystem durch ionisierende Strahlen**
Mit ausführlicher englischer Zusammenfassung
1972. 35 Abbildungen.
VIII, 71 Seiten
ISBN 3-540-05763-3

Band 11: B. Neundörfer: **Differentialtypologie der Polyneuritiden und Polyneuropathien**
1973. 18 Abbildungen.
X, 205 Seiten
ISBN 3-540-06062-6

Band 12: H. Lange-Cosack, G. Tepfer: **Das Hirntrauma im Kindes- und Jugendalter**
Klinische und hirnelektrische Längsschnittuntersuchungen an 240 Kindern und Jugendlichen mit frischen Schädelhirntraumen
Unter Mitarbeit von H.-J. Schlesener
Mit einem Geleitwort von W. Tönnis
1973. 45 Abbildungen in 83 Teilfiguren. XIII. 212 Seiten
ISBN 3-540-06262-9

Band 13: S. Kunze: **Die zentrale Ventrikulographie mit wasserlöslichen, resorbierbaren Kontrastmitteln**
1974. 24 Abbildungen.
VI, 77 Seiten
ISBN 3-540-06782-5

Band 14: E. Sluga: **Polyneuropathien.** Typen und Differenzierung. Ergebnisse bioptischer Untersuchungen
1974. 20 Abbildungen, 5 Schemata. X, 155 Seiten
ISBN 3-540-06945-3

Band 15: vergriffen

Band 16: R. Heene: **Experimental Myopathies and Muscular Dystrophy.** Studies in the Formal Pathogenesis of the Myopathy of 2, 4-Dichlorophenoxyacetate
1975. 17 figures. VI, 97 pages
ISBN 3-540-07376-0

Band 17: T. Tsuboi, W. Christian: **Epilepsy.**
A Clinical, Electroencephalographic and Statistical Study of 466 Patients
1976. 11 figures, 45 tables.
VII, 171 pages
ISBN 3-540-07735-9

Band 18: E. Esslen: **The Acute Facial Palsies.** Investigations on the Localization and Pathogenesis of Meato-Labyrinthine Facial Palsies
With a foreword by U. Fisch
1977. 127 figures, 22 tables.
X, 164 pages
ISBN 3-540-08018-X

Band 19: J. Jörg: **Die elektrosensible Diagnostik in der Neurologie**
Mit einem Geleitwort von E. Bay
1977. 33 Abbildungen, 5 Tabellen. VIII, 126 Seiten
ISBN 3-540-08236-0

Band 20: S. Poser: **Multiple Sclerosis**
1978. With 28 figures.
VIII, 93 pages
ISBN 3-540-08644-7

Band 21: M. Oehmichen: **Mononuclear Phagocytes in the Central Nervous System.** Origin, Mode of Distribution, and Function of Progressive Microglia, Perivascular Cells of Intracerebral Vessels, Free Subarachnoidal Cells, and Epiplexus Cells
Translated from the German by M. M. Clarkson
1978. 38 figures, 9 tables.
X, 173 pages
ISBN 3-540-08958-6

Springer-Verlag
Berlin Heidelberg New York

Brain Abscess and Meningitis Subarachnoid Hemorrhage: Timing Problems

Editors: W. Schiefer, M. Klinger, M. Brock
1981. 219 figures, 134 tables. XIX, 519 pages
(Advances in Neurosurgery, Volume 9)
DM 130,–
Subscription price for subscribers to the complete series:
DM 104,–
ISBN 3-540-10539-5

A. G. Brown

Organization in the Spinal Cord

The Anatomy and Physiology of Identified Neurones
1981. 148 figures. XII, 238 pages
Cloth DM 170,–
ISBN 3-540-10549-2

The Cranial Nerves

Anatomy Pathology Pathophysiology Diagnosis Treatment
Editors: M. Samii, P. J. Jannetta
1981. 410 figures. XVII, 664 pages
Cloth DM 180. –
ISBN 3-540-10620-0

Gonadal Steroids and Brain Function

IUPS-Satellite Symposium, Berlin, July 10–11, 1980
Editors: W. Wuttke, R. Horowski
1981. 136 figures, 10 tables. XIII, 373 pages
(Experimental Brain Research, Supplementum 4)
DM 92,–
Reduced price for subscribers to the journal "Experimental Brain Research"
DM 73,60
ISBN 3-540-10606-5

M. R. Hayden

Huntington's Chorea

Foreword by G. Bruyn
1981. 69 figures. XVII, 192 pages
Cloth DM 98,–
ISBN 3-540-10588-3

R. Nieuwenhuys, J. Voogd, C. van Huijzen

The Human Central Nervous System

A Synopsis and Atlas
2nd revised edition. 1981. 154 figures. VIII, 253 pages
DM 56,–
ISBN 3-540-10316-3

J. P. Patten

Neurologische Differentialdiagnose

Übersetzt aus dem Englischen von F. Trautmann
1982. 181 Abbildungen. XII, 362 Seiten
DM 108,–
ISBN 3-540-10364-3

Phantom and Stump Pain

Editors: J. Siegfried, M. Zimmermann
With contributions by numerous experts
1981. 61 figures. X, 185 pages
DM 68,–
ISBN 3-540-11041-0

The Renin Angiotensin System in the Brain

A Model for the Synthesis of Peptides in the Brain
Editors: D. Ganten, M. Printz, M. I. Phillips, B. A. Schölkens
1982. 108 figures, 46 tables. XVII, 385 pages
DM 98,–
Reduced price for subscribers to the journal "Experimental Brain Research"
DM 78,40
ISBN 3-540-11344-4

Techniques in Neuroanatomical Research

Editors: C. Heym, W.-G. Forssmann
1981. 165 figures. XIII, 395 pages
Cloth DM 118,–
ISBN 3-540-10686-3

Springer-Verlag
Berlin
Heidelberg
New York